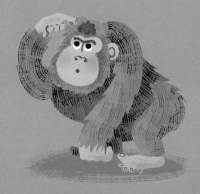

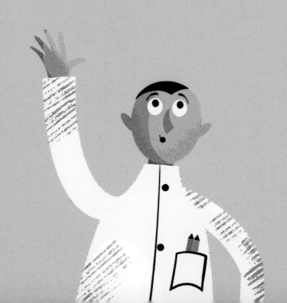

我的头脑超厉害

给孩子 的 大脑使用宝典

[英]蒂姆·肯宁顿 著

[英]乔西·布洛格斯 [英]丽兹·凯 绘

申利沙 译

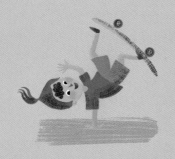
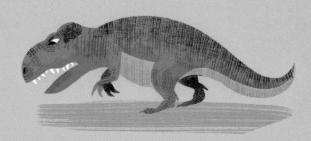

中信出版集团 | 北京

目录

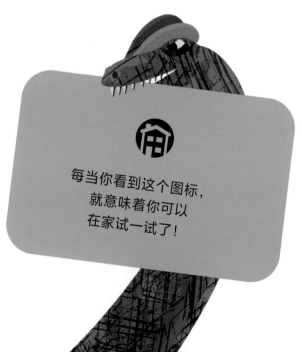

每当你看到这个图标，
就意味着你可以
在家试一试了！

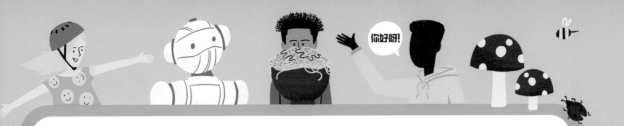

你好呀!

恭喜你!

你是一个世界上最令人称奇的事物的主人，它就是脑！你可能还没有注意到，但你的脑一直在帮你理解周围的一切。

不止人类拥有不可思议的脑。接下来，你将了解到动物的脑，甚至机器人的脑。

脑非常神奇，许多科学家都在研究它们，并试图了解它们是如何工作的。这些科学家有的被称为神经科学家。通过阅读这本书，你能迈出成为一名神经科学家的第一步。

是时候让你的**头脑开动起来**了！

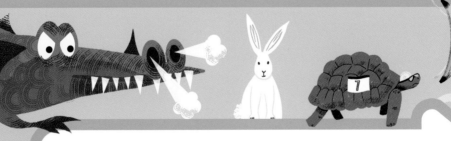

如果你遇到不懂的词语，不要担心。翻到第88页的词语表，那里对一些较难的词进行了解释。

1

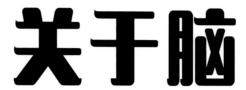

关于脑

　　人脑太强大了！它每秒钟能进行的计算次数比银河系中所有恒星的数量还要多。

　　事实上，一些科学家认为人脑比世界上所有的计算机加起来还要强大。

　　但人脑是什么? 它长什么样儿? 它是如何工作的? 它又是如何指挥身体的其他部分的?

　　现在是时候认识一下它了。

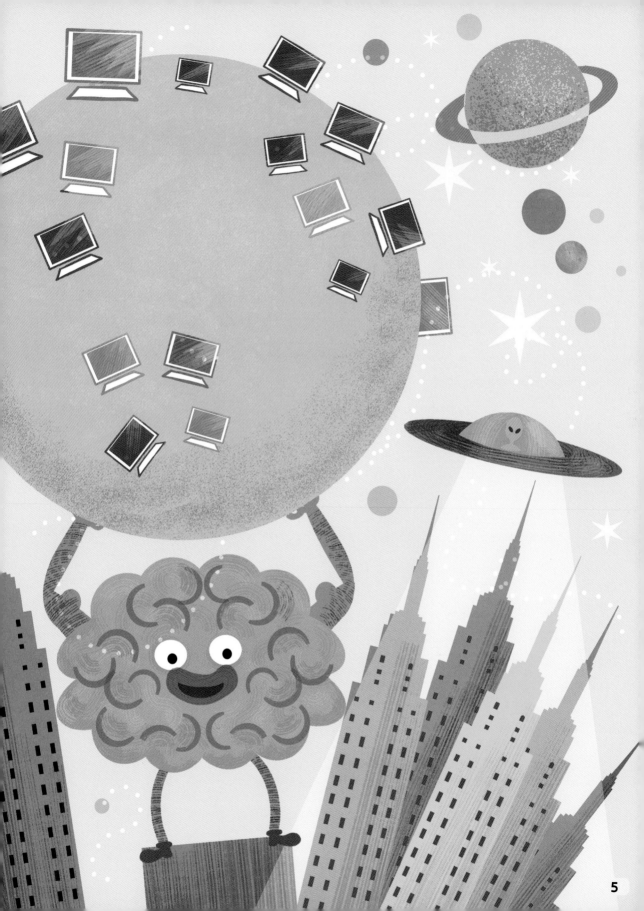

5

你的脑有多大?

它不大,但是很聪明。

怎样才能知道脑的大小、形状和质量呢?

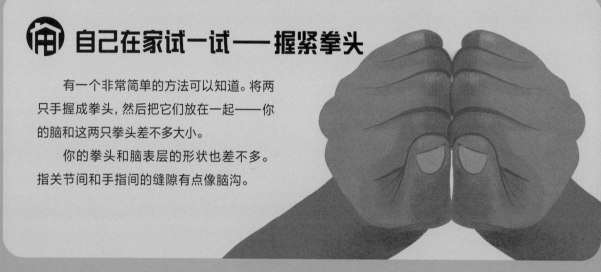

自己在家试一试——握紧拳头

有一个非常简单的方法可以知道。将两只手握成拳头,然后把它们放在一起——你的脑和这两只拳头差不多大小。

你的拳头和脑表层的形状也差不多。指关节间和手指间的缝隙有点像脑沟。

到底有多重?

一个成熟的脑大约重1.3千克。这相当于11根香蕉,或者:

· 一只 12 周大小的猫。
· 两只松鼠。
· 1 350 颗巧克力豆。

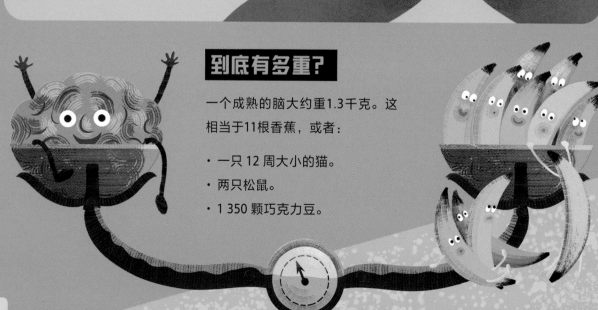

爱因斯坦
聪慧的脑

是不是每一个人都长着相同大小和形状的脑呢？当然不是！比如爱因斯坦的脑，爱因斯坦是有史以来最聪明的科学家之一，这也就意味着他的脑比其他人的脑更大、更重，对吗？

错了!

1955年，爱因斯坦去世之后，科学家发现他的脑实际上比大多数人的脑还轻。然而，爱因斯坦的顶叶比一般人的大15%。这是有道理的，因为顶叶是人的脑中处理数学的部分，而数学正是爱因斯坦的专长！

爱因斯坦 ——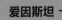

$$E=mc^2$$

$$2a \times 3 = 6a$$

$$a \times a = a^2$$

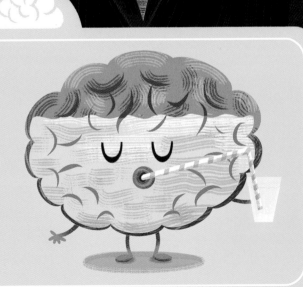

你知道吗?

你的脑可能看起来很硬，
就像一枚风干了的粉红色葡萄干，
但实际上，它非常柔软和湿润。
你知道吗？人脑中约四分之三都是水，
所以你可以把它看成
是一种非常聪明的果冻。

脑的一生

你的脑是如何成长和萎缩的？

随着你的成长，你的脑也在成长。
可你知道吗？它还会慢慢萎缩。
我们一起来看一看，在你的一生中，你的脑是如何变化的。

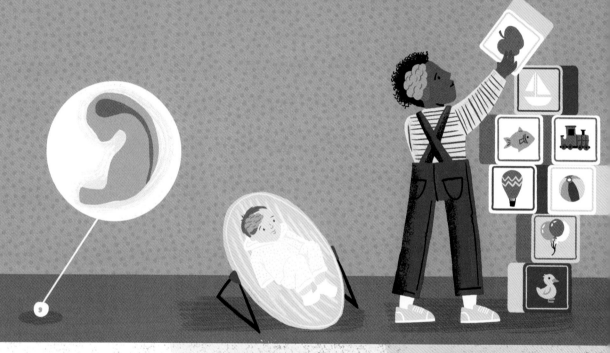

胎儿期

在妈妈怀上你短短25天之后，你的脑就开始出现了。在这个阶段，你的整个身体也只有某些植物种子那么丁点儿大！有一个叫作神经管的东西出现了，它后来就会长成你的脑和脊髓。

婴儿期

你出生3个月后，你的脑已经是你刚出生时的两倍大了。可是只有成年人的一半大，相当于一个苹果的大小。

儿童期

在生命的最初几年里，你需要学习很多东西，包括如何走路和说话。一个蹒跚学步的儿童的脑的尺寸是成年人的80%，但是比成年人的可要忙多了，要处理的事情是成年人的两倍。

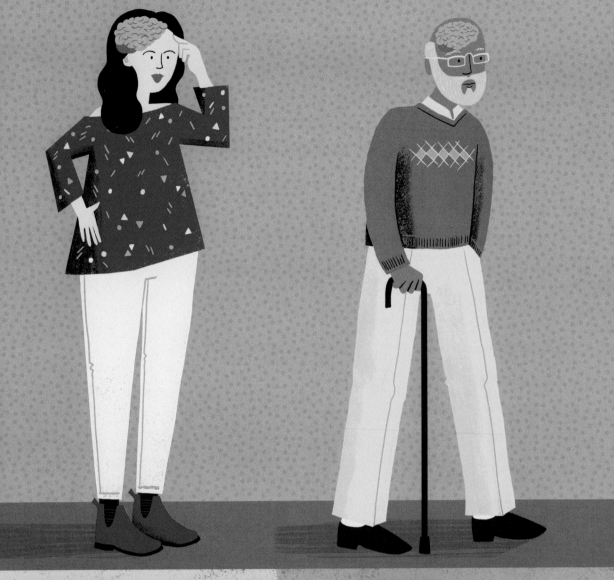

成年期

　　当你年满18岁时，你可能已经完成了所有的成长过程，但这并不意味着你已经有了一个成熟的脑。脑中帮助你做明智决定和避免危险的部分还会发育，一直到你25岁左右。

老年期

　　到40岁时，你的脑会变得没有那么活跃。实际上，它会开始萎缩，每隔10年，就会萎缩5%的大小。到你六七十岁的时候，你的记忆就会受到影响了。

保护
你的脑

你的小脑袋为什么不笨?

你的脑是脆弱而微妙的, 需要你的颅骨来保护它免受运动和事故的伤害,
但它并不单单依靠坚硬的颅骨。

自己在家试一试——罐子里的鸡蛋

找一个鸡蛋, 把它想象成你的脑。如果你把鸡蛋放在一个罐子里, 它将受到保护, 就像你的脑在你的颅骨里受到保护一样。但是, 如果使劲摇晃罐子会发生什么? 哎呀! 你得跟鸡蛋说拜拜了。

现在想象一下, 如果在罐子里装满水, 然后拧紧盖子并使劲摇晃它, 会发生什么? 没错, 水会保护鸡蛋。

同样的事情也发生在你的颅骨内。你的脑周围包裹着一层液体——脑脊液。脑脊液保护你的脑在颅骨内部不会四处乱撞——乱撞的感觉可真的不好受。

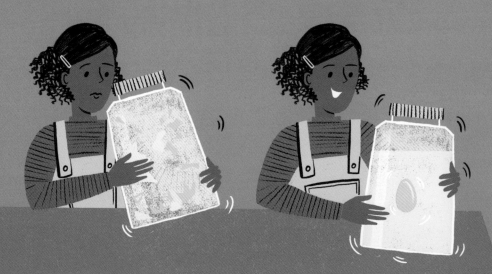

颅骨

你的颅骨并不是一大块球状的骨头。它实际上是由23块不同的骨头组成的。当你刚出生时，颅骨没有完全发育，骨头和骨头之间还有缝隙。新生儿的头部，有两个地方没有骨头覆盖，这两个地方叫作囟门——这也是你必须对婴儿的头部格外小心的原因。

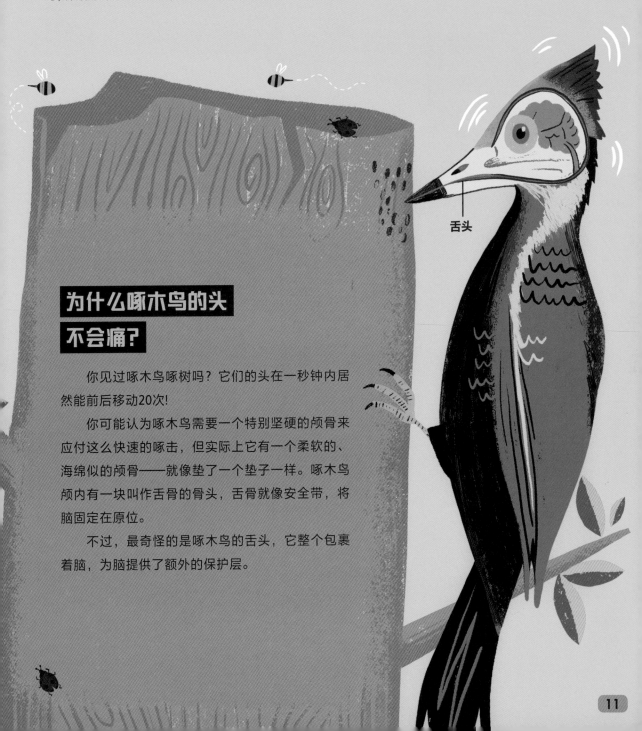

舌头

为什么啄木鸟的头不会痛？

你见过啄木鸟啄树吗？它们的头在一秒钟内居然能前后移动20次！

你可能认为啄木鸟需要一个特别坚硬的颅骨来应付这么快速的啄击，但实际上它有一个柔软的、海绵似的颅骨——就像垫了一个垫子一样。啄木鸟颅内有一块叫作舌骨的骨头，舌骨就像安全带，将脑固定在原位。

不过，最奇怪的是啄木鸟的舌头，它整个包裹着脑，为脑提供了额外的保护层。

紧张的感觉

什么是神经系统?

你是不是认为你的脑只是漂浮在你的脑袋里, 然后发出指令? 它可比这复杂多了。

脑与你身体的某些部分协作, 形成了神经系统。

这张图显示了神经系统的主要部分。

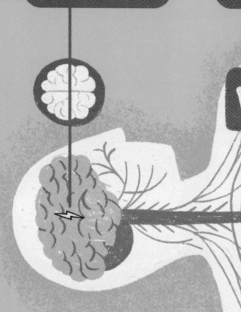

脑

脑可是整个神经系统的关键! 它是整个身体的指挥中心。

脊髓

脑通过一些路径将信息传送给身体的其他部位, 其中最主要的路径就是脊髓。脊髓非常重要, 如果它受损了, 你可能动一动都困难, 严重的呼吸都困难。不过放心, 你的脊柱在保护着脊髓。

神经

神经几乎遍布你的全身，它将脑的指令发送给全身不同的部位。

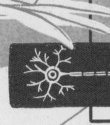

你知道吗？

神经并不是遍布你全身的每一个部位。比如，你的头发只有发根才有神经，这就是为什么只有在拔头发的时候你才会感觉到疼，剪头发的时候你不会有疼痛感。

所有的系统正常运行

神经系统是整个身体中最重要的系统之一。它控制着以下所有的功能：

 智力，如学习、记忆、思考。

 动作，这样你可以跳舞、跑步、绘画和微笑。

 基本的身体功能，有些你甚至没有注意到，比如呼吸、消化、出汗和颤抖。

 感觉（就是视觉、听觉、味觉、触觉和嗅觉）。

 你对疼痛感知和反应的能力。

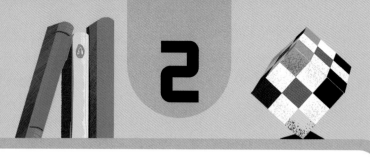

脑的内部

假设你想建一所学校，你打算把所有东西都放在一个巨大的房间里。上科学课的地方是你吃午饭的地方，也是你上厕所的地方。在同一个地方干这么多事情，你很难集中注意力，对吗？

同样，为了达到最佳的工作状态，脑也需要划分不同的"房间"。不同的"房间"做不同的事情，这样脑就可以同时做很多工作，也不会手忙脚乱。这就是为什么你可以在阅读这本书的同时，还能呼吸和眨眼，哦，还有，你的心脏也一直在跳动。

本章我们将探索脑的每一个"房间"，并进一步了解它们的作用。

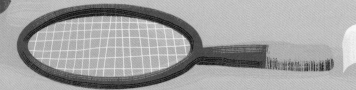

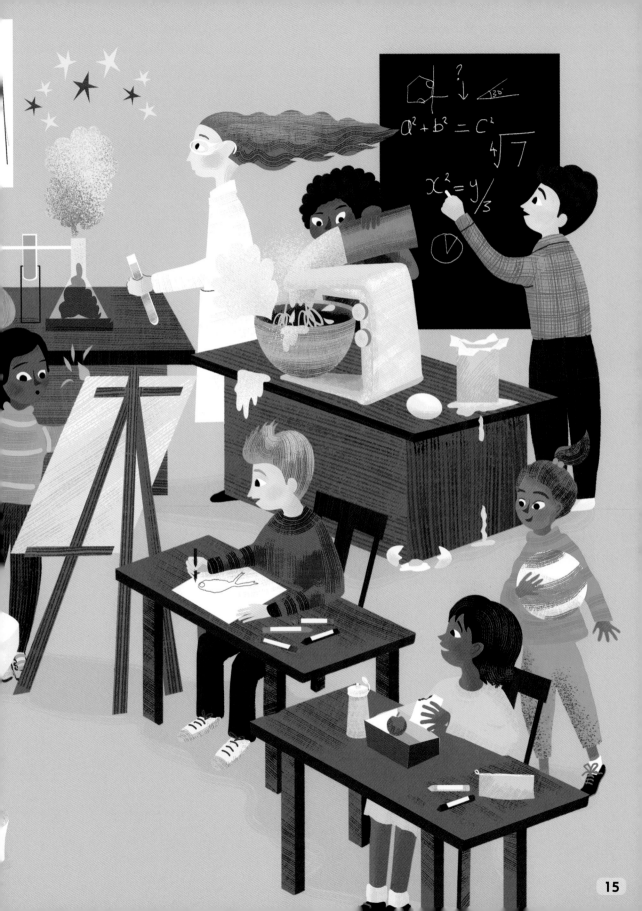

$a^2 + b^2 = c^2$

$\sqrt[4]{7}$

$x^2 = y\frac{1}{3}$

脑地图

让我们开始一场探索脑的旅行吧!

脑看起来像一个粉红色的圆球,

它被分成不同的区域,每个区域都有各自的工作。

这张图显示了人脑的主要部分。

小脑

小脑是你身体的方向盘。它主要管控身体运动,以及保持你的身体平衡。

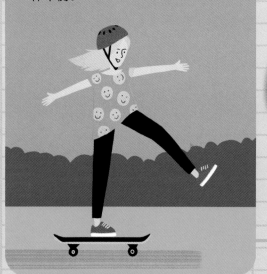

脑干

你的身体在你意识不到的时候做了很多事情,比如呼吸、吞咽食物和睡觉。这些主要是由脑干来控制的。

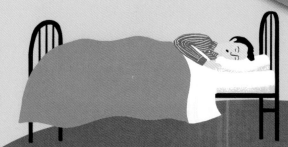

大脑

大脑管控你的性格和兴趣偏好。你是不是喜欢蹦极？这就取决于你的大脑了。可以这样说，你的大脑决定了你是什么样子的。

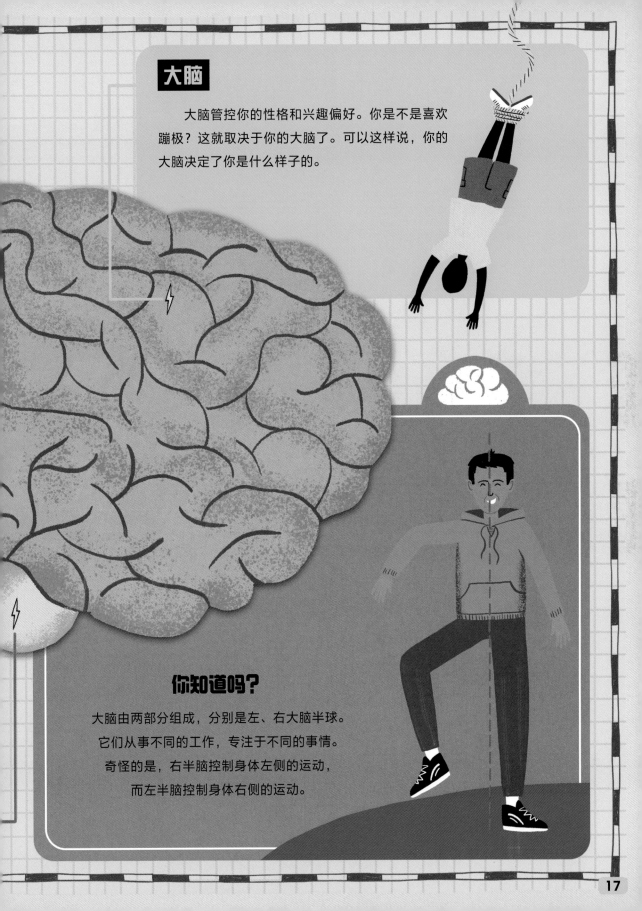

你知道吗？

大脑由两部分组成，分别是左、右大脑半球。
它们从事不同的工作，专注于不同的事情。
奇怪的是，右半脑控制身体左侧的运动，
而左半脑控制身体右侧的运动。

小脑

小脑控制动作。

不知道你有没有注意过，
每当听到最喜欢的音乐时，你就会情不自禁地跳起舞来。
正是小脑让你有节奏地轻敲脚趾，扭动屁股。
小脑从感官、脊髓和脑的其他部分获取信息，
并用这些信息来控制你的动作。

这是一张脑部示意图，我们放大了小脑区域，方便认识小脑的主要部分。

后叶

后叶管控精细动作。精细动作是什么呢？它主要是指所有需要用到手的动作，比如捡东西、玩电子游戏以及用笔写字。

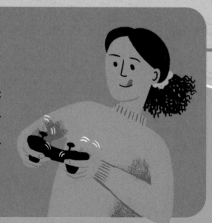

前叶

前叶管控你下意识做出的动作。什么意思呢？就是那些你不需要思考就能做出的动作，类似于打冷战，有东西冲你飞过来时你本能地闪躲。

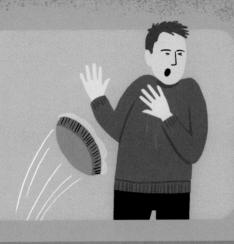

绒球小结叶

绒球小结叶管控你的平衡感。如果你不想摔倒，它就会派上用场。

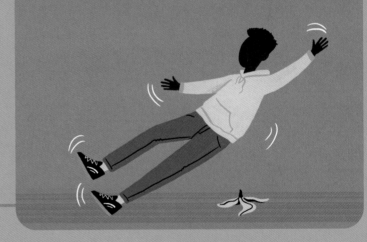

自己在家试一试——平衡测试

通过平衡测试，你可以检查绒球小结叶是不是在工作。站直身体，慢慢向前倾，相信过了多久，你就会开始摇晃。这是因为你经过身体重心的垂线已经不经过你的脚了。你知道吗？当你站直的时候，重心在你的肚脐上方。当你的重心偏移之后，身体会给绒球小结叶发送一条信息，你就会摇晃起来，以防止摔倒。

脑干

让身体运行的秘密。

你的脑干控制着很多事情，都是一些你平时注意不到的事情。
它让你的心脏跳动，让你的肺呼吸，还做了许多其他的事情。
下面是脑干的主要部分和它们的作用。

中脑

中脑接收你看到和听到的一切信息，然后对这些信息进行处理，以便脑的其他部分能够理解。

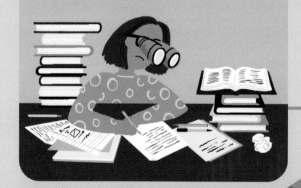

自己在家试一试——中脑测试

把注意力放在你前方的一个物品上，盯紧它，同时晃动你的脑袋。你会发现即使你在不停地晃脑袋，那个物品还是在同一个地方。这是因为你的中脑在确保你看到的物品的稳定性。

脑桥

你可以选择屏住呼吸，但大多数时候，呼吸是不需要专门控制的。这主要归功于脑桥。

脑桥还参与你的睡眠，并帮助你认清吃的是什么食物。下次当你享受一碗意大利面或者一块蛋糕的时候，你就会知道你的脑桥正在工作。

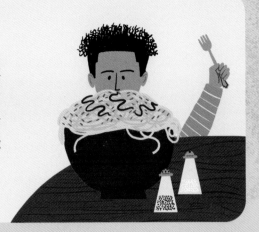

延髓

不管你多么努力，你都不能通过意识让你的心脏停止跳动。这是因为延髓管控血液和氧气在你身体内的流通。

你的心跳是一种无意识的活动。换句话说，这是你身体所做的事情，不受你的控制。

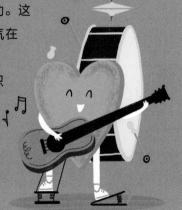

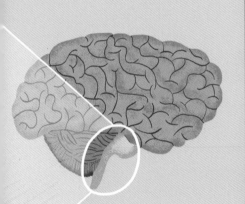

如果只有脑干，人可以活着吗？

如果脑干是脑中唯一能工作的部分，人能活着吗？从科学的角度来讲，可以。你仍然能够呼吸、吃东西，而且你的心脏仍然能将血液输送到全身。

然而，你将没有办法思考或者理解你周围发生的一切。这毫无疑问是非常可怕的。好消息是，你的脑中处理恐惧的部分已经不再工作了，也就是说，你感觉不到害怕。

大脑

让你成为你。

大脑是你脑中最大的部分。

它管控着你所有有意识的行为，以及听觉和视觉，甚至决定了你的情绪和个性。

这张图显示了大脑的四个主要部分。

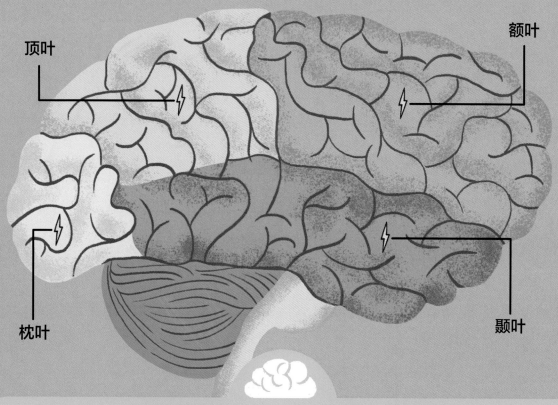

顶叶

额叶

枕叶

颞叶

你知道吗？

大脑的表面是凹凸不平的，
其中凸起的部分叫作脑回，凹进的部分叫作脑沟。
脑回和脑沟大大地增加了大脑的表面积，
这也意味着它有更多的空间来工作。
只有一些较大的哺乳动物才有脑回和脑沟，
老鼠的大脑表面是光滑的，没有脑回和脑沟。

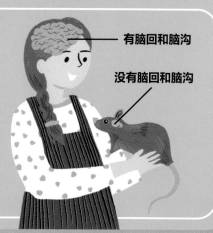

有脑回和脑沟

没有脑回和脑沟

额叶

额叶管控那些决定你的个性和沟通能力的关键区域。

想了解更多吗？请翻到24~25页。

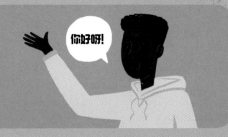

你好呀!

顶叶

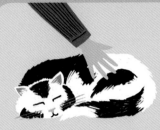

顶叶主要负责处理来自神经的信息。有了顶叶，你才会知道你摸的是什么。是一只毛茸茸的宠物，还是一个滚烫的茶壶？

想了解更多吗？请翻到26~27页。

颞叶

颞叶会将耳膜的振动转化为你能理解的声音。

想了解更多吗？请翻到28~29页。

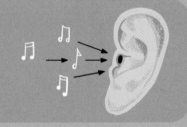

枕叶

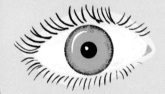

枕叶使你能够理解你眼睛所看到的一切。

想了解更多吗？请翻到30~31页。

无意识行为，
还是有意识行为？

有意识行为是那些需要你主动思考才能做出的动作。有可能是做一些很简单的事情，比如捡起一粒米；也可能是做很难的动作，比如在蹦床上翻三个跟头。

无意识行为是指那些你不需要思考就已经在做的动作，比如眨眼和呼吸。

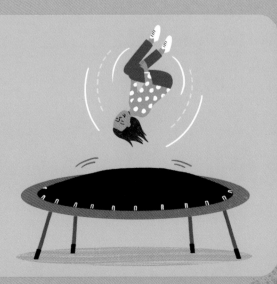

额叶

额叶在大脑的前面，大概在你额头的位置。正是因为它的存在，你才有自己的思想和个性。

运动皮质

运动皮质管控着有意识行为，比如走路、跑步、跳舞和空手道中踢腿的动作。

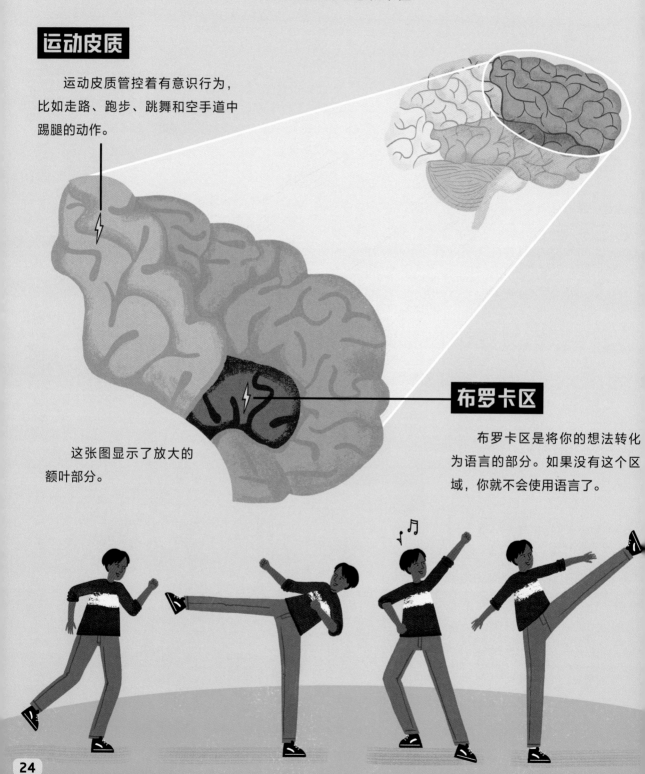

这张图显示了放大的额叶部分。

布罗卡区

布罗卡区是将你的想法转化为语言的部分。如果没有这个区域，你就不会使用语言了。

24

是什么让你成为你?

下面提到的能力功不可没,正是它们让你成为你。这些能力都是由额叶控制的。

认知

知道看到的事物是什么,并能将它们区分开。

人格

人格指你的独特性,简单说就是你喜欢什么,不喜欢什么。从你喜欢玩的游戏到你讨厌的歌曲,这些都是你的人格。

长时记忆

当你白发苍苍的时候,你会特别希望你还有长时记忆。希望那时候你还记得读过这本书。

同理心

你只有理解别人的感受,才能关心别人。当别人发生不好的事情时,尽管这些事没有发生在你身上,你也会感到悲伤,原因就是你有同理心。

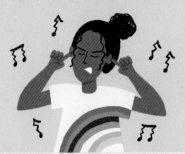

🔆 自己在家试一试 —— 额叶测试

额叶管控着肌肉运动,同时具有学习规则的能力。通过一个简单的手部游戏,你就可以测试一下你的额叶。

你所要做的是记住下面的三个动作,然后以最快的速度一遍一遍地重复。你准备好了吗?

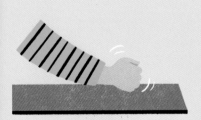

1. 用你的拳头敲桌子（一定要轻一些）。

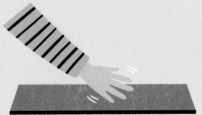

2. 用你的手掌敲桌子。

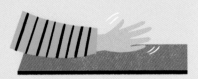

3. 用你手掌的侧面敲桌子。

你能在不看动作示范的情况下快速地重复三次吗?

如果可以,恭喜你! 你的额叶已经通过测试了。

顶叶

每次你拿什么东西的时候，顶叶会接收到你皮肤上数以万计的神经发来的信号。

这是一张顶叶的放大图，这样你就可以更深入地看一看这一重要的大脑区域了。

顶叶联合皮质

顶叶联合皮质正是你此时此刻看这本书用到的区域，它帮你识别看到的字词并理解它们的含义。

如果没有这个区域，你就没有办法将你平时所熟悉的数字和字词与它们的符号和形状对应上。

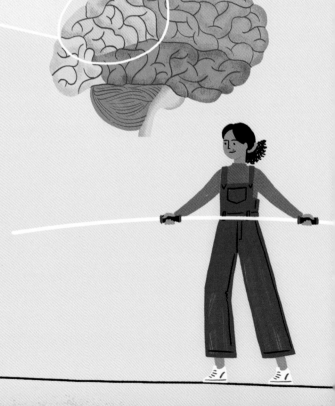

初级躯体感觉皮质

初级躯体感觉皮质的主要功能是接收和解释人的触觉。比如，让你知道你拿的东西是热的还是凉的，尖锐的还是柔软的，轻的还是重的。没有它，你拿不住东西，坐不到椅子上，甚至走路都走不成直线。

🏛 自己在家试一试——大脑的"骗局"

　　某个物品是因为距离比较远，所以看起来小，还是它本身就很小？顶叶可以帮助你区分这两者的区别。你知道吗？你可以骗过你的顶叶。

　　下面是一张经典的蓬佐错觉图片，这是一个约100年前被创造出来的视觉"骗局"。这张图片看起来像一条延伸到远方的铁轨，有两条黄线，一条在下面，另一条在上面。

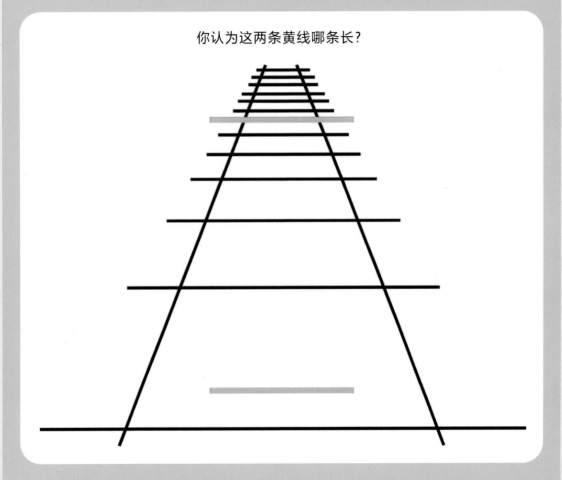

你认为这两条黄线哪条长？

　　在上面的黄线看起来更长，是不是？但实际上，这两条线一样长。不信，你可以拿出尺子量一量。如果你认为上面的比下面的长，不要担心，你的眼睛没有问题。这正说明了你的顶叶在正常发挥作用。

颞叶

颞叶主要负责听觉的处理和语言的理解。

它还具有存储短时记忆的功能，这可对你理解你周围发生的事情起了很大的作用。

下面是颞叶的分区。

杏仁核

杏仁核是大脑中存储有关情绪记忆的地方。有了它，你才知道微笑的人是快乐的，皱眉的人是忧愁的。

听觉皮质

听觉皮质是专门处理声音和语言的。它帮助你识别声音从哪里来，是什么发出的这个声音。它也让你能够识别出字词的发音。

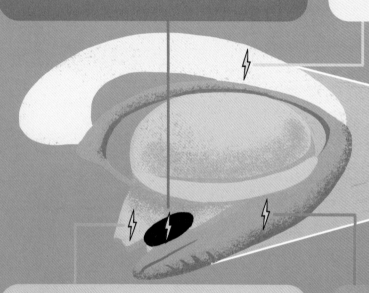

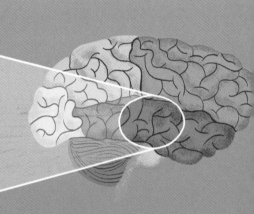

下丘脑

下丘脑有一个非常重要的作用——它让你知道你是不是饿了或者渴了。

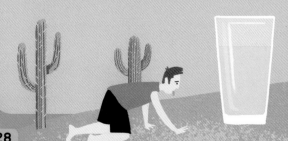

海马体

海马体是帮助你学习和记忆的区域。你可以用一些技巧来协助记忆。例如，如果你总是记不住"大鹏展翅"中的"鹏"字怎么写，你可以想象一只小鸟拥抱着它的好朋友，是的，左边是"朋"字，右边是一个"鸟"字。

自己在家试一试——记忆方法

毫无疑问，在短时间内记住大量的信息是很难的。不信，你可以试着记住下面的词语，用多长时间都可以。然后将这些词盖起来，拿一张纸，看看你能写下几个。你会发现这的确没有那么容易。

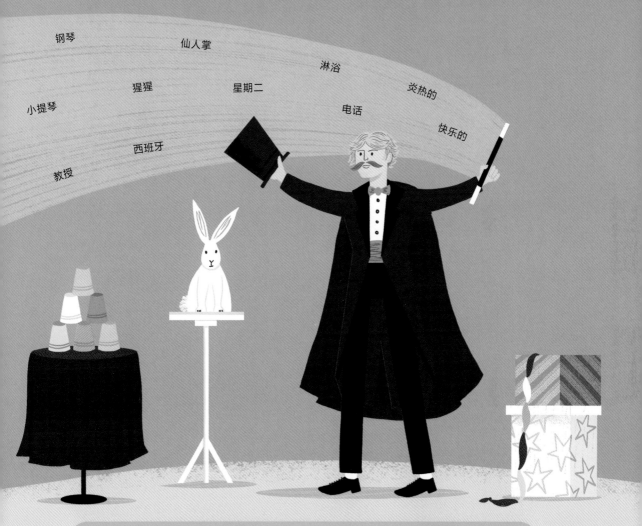

钢琴　仙人掌　淋浴　猩猩　星期二　炎热的　小提琴　电话　快乐的　西班牙　教授

小贴士

为了更有效地记住上面的词，
可以试着把它们联想成一个有趣的小故事。
例如，为了记住"快乐的""猩猩"
"仙人掌""小提琴"这些词，你可以想象
有一只快乐的猩猩坐在仙人掌上拉小提琴。
有了这个画面，你在短时间内肯定忘不了这些词。

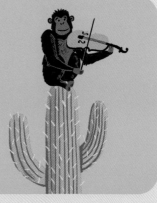

枕叶

你如何区分一只真正的鸭子和一座逼真的鸭子雕像？通过你的枕叶！

枕叶是大脑的一部分，它将你眼睛看到的东西转化为你可以理解的图像。

下图显示了枕叶在大脑中的位置。

初级视觉皮质

初级视觉皮质将所有进入你眼睛的
光线转化为图片。

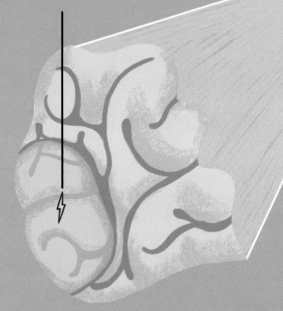

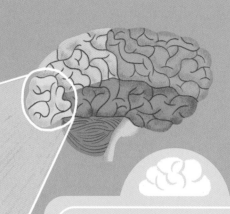

你知道吗？

人的大部分记忆是由大脑的
其他部分负责的，但很庆幸，
枕叶也有记忆的能力。
如果没有，只要一眨眼，
你就把刚刚看过的东西忘记了。

难道我认识你？

你听说过"脸盲症"吗？
患有这种病症的人无法识别熟悉的面孔。
即使是他们最亲近的朋友和家人，
对他们来说也像陌生人。
这是因为他们枕叶的一些区域不能正常工作。
一个健康的枕叶不仅能让你看到人，
还能让你识别出他们。

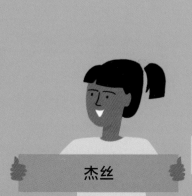

杰丝

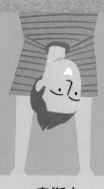

奥斯卡

自己在家试一试——视错觉

下面的图片是不是看起来像是在动？别慌！这只是一种视错觉。你的大脑必须处理你眼睛看到的一切，但下图中颜色和形状的组合太复杂，你的大脑接收了太多的信息，从而产生了一些匪夷所思的效果。这些轮子看起来像在转，但实际上它们根本就没有动。很有趣，对吗？

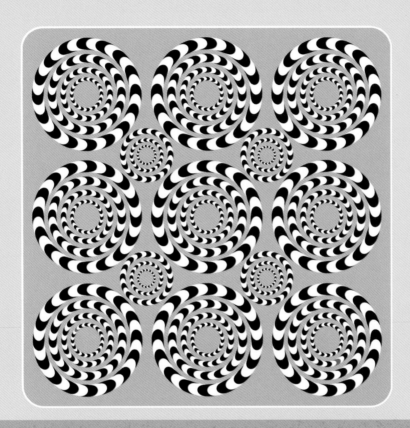

你有脸盲症吗？现在给你一分钟的时间，试着记住图片中的人脸和对应的名字。
一分钟到了，现在把名字盖上，试一试，你能将他们的名字都说出来吗？

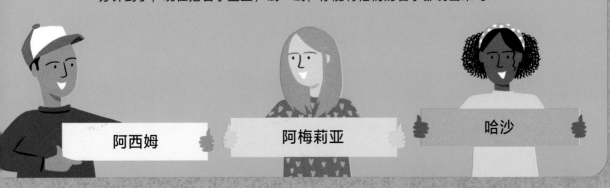

阿西姆　　　　　阿梅莉亚　　　　　哈沙

你的眼睛是如何工作的？

视觉的奇妙旅程。

眼睛所看到的一切，最后必须传到大脑的后面才能形成视觉。

下图显示了视觉从眼睛到大脑的传输路径。

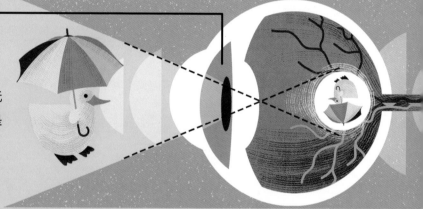

I. 从你的眼睛出发

眼睛的工作只是收集光线。当你看一个物体（比如图中的玩具鸭子）时，实际上你看到的是该物体反射到你眼中的光线。

雀尾螳螂虾的眼睛

大多数人可以看到三种颜色——红、蓝、绿，其他的颜色都是在这三种颜色的基础上形成的。然而，有些动物的眼睛很独特，和人类的眼睛有很大的不同。

雀尾螳螂虾拥有世界上最复杂的眼睛。它眼睛的传感器数量是人的好几倍，因此可以看到人看不到的光线。

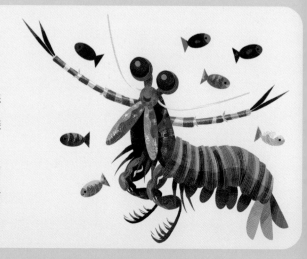

2. 沿着你的视神经传输

你的眼睛有约1.2亿个视杆细胞，它们能识别明暗；还有约600万个视锥细胞，它们能识别颜色。视杆细胞和视锥细胞共同收集信息，然后通过视神经将这些信息传送给你的大脑。

3. 目的地是大脑

这些信息最终会到达大脑后部的视觉皮质，在这里，这些信息被处理成你能理解、识别和记忆的图像。

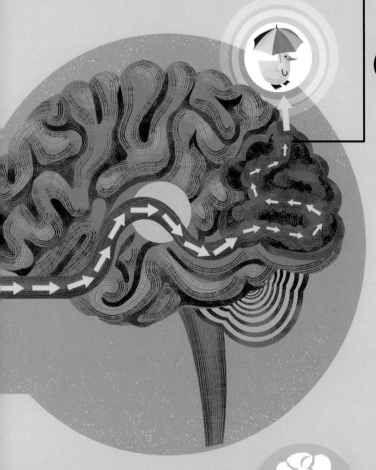

🔆 自己在家试一试——色盲检查

色盲的人不能正常地看到颜色。你可以通过假同色图（也就是色盲本）来检查一下。你能看到下图圆圈中的一个数字吗？色盲的人可能很难看出来。

假同色图

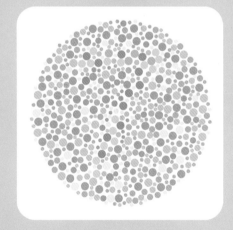

你知道吗？

眼睛中有一个晶状体，它能折射光线，当光线到达视觉皮质的时候，图像是反的。不过不要担心，你的大脑知道如何正确地识别这个图像。

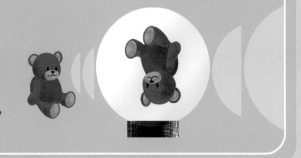

眼见一定为实吗?

前面我们已经了解了一些眼睛欺骗大脑的例子。

下面有更多的视错觉图片,赶快看一看吧。你一定会被震撼到!

平行线?

看一眼下面斜着的桌子,它真的是斜的吗?

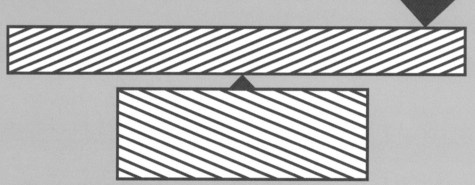

下图中水平方向的线是弯曲的还是直的?

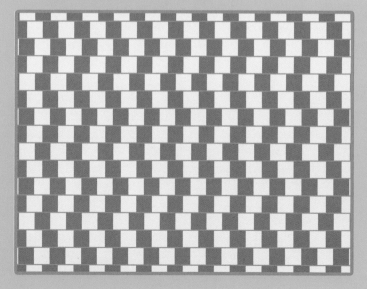

这两张图片中,水平方向的线是完全笔直和平行的。然而,周边的线条和形状会欺骗你的大脑,让你以为它们不是。

不同的灰色？

仔细看看右侧的棋盘格。你认为标有X的两个方格，哪一个颜色更深？

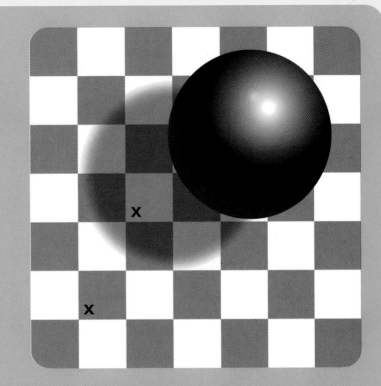

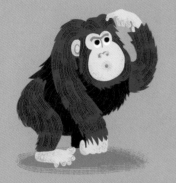

这一次呢？两根灰色的柱子，哪一根颜色更深？

在上面的两张图片中，实际上都只包含了一种灰色！为什么它们看起来像是不同的色调？因为你的大脑不是只看一部分，而是从周边整体的环境中获取信息的，然后用这些信息来帮助你理解正在发生的事情。如果你把每张图片中周围的颜色盖起来，你会发现它们的颜色是一样的。

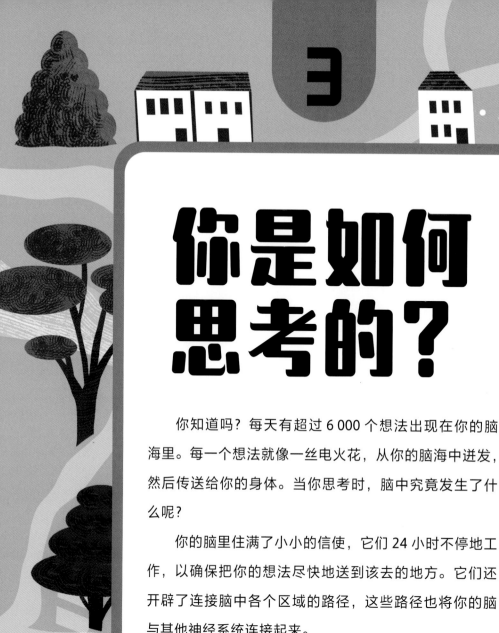

3

你是如何思考的？

你知道吗？每天有超过 6 000 个想法出现在你的脑海里。每一个想法就像一丝电火花，从你的脑海中迸发，然后传送给你的身体。当你思考时，脑中究竟发生了什么呢？

你的脑里住满了小小的信使，它们 24 小时不停地工作，以确保把你的想法尽快地送到该去的地方。它们还开辟了连接脑中各个区域的路径，这些路径也将你的脑与其他神经系统连接起来。

现在是时候了解思想的奥秘了！让你的脑海中迸发出更多的小火花吧。

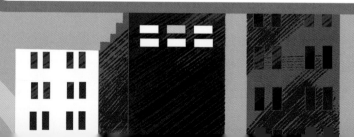

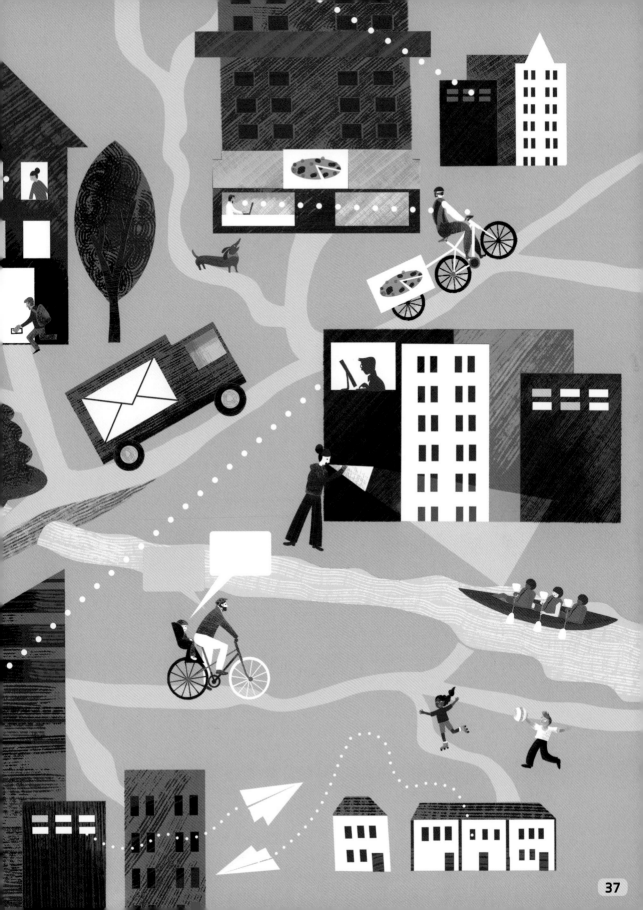

人脑带电吗？

你身体里的电路。

你有没有见过一张图，一个人的头顶上画着一个大大的灯泡，
表示他们有一个好想法？你的脑里并没有真的灯泡，但它是带电的。
你的脑发出的每个命令都是一个微弱的电信号。
你的神经就像电线一样，把这些信号传递给你的身体。
所以你的整个神经系统就像一个电路。

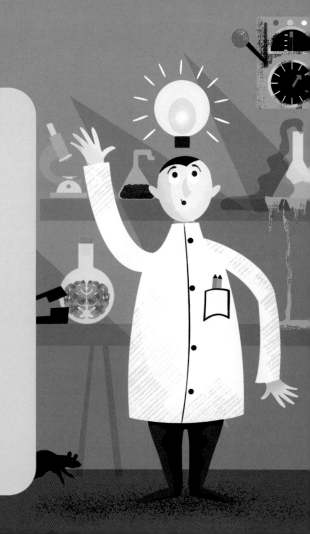

脑的电力！

你的脑产生的电力，
足以点亮一个 LED（发光二极管）灯泡。

你所做的每一个动作都是因为有一个带电的
指令传送给了你的身体。

当你睡觉时，你的脑也在进行着重要的任务，
以帮助它在第二天更好地运转。
这有点像在晚上给手机充电。

一个骇人听闻的故事

玛丽·雪莱在1818年写了一个故事，它讲述一个叫弗兰肯斯坦的医生创造了一个怪物。虽然弗兰肯斯坦使用的方法没有写明，但故事中暗示他用来自闪电风暴的电力让这个野兽活过来了。

这个故事的灵感来自真实的科学。在雪莱写这部小说的30多年前，一位名叫路易吉·伽伐尼的科学家试图证明电会引起身体的运动。他证明这件事的方式有点可怕。

伽伐尼将金属棒连接到一只死青蛙上，并在电闪雷鸣的天气中将青蛙放在外面。当闪电击中金属棒时，电流使青蛙腿上的肌肉动了起来。这就证明了伽伐尼最初的想法是正确的。

他的想法不仅给了雪莱写作的灵感，还帮助科学家了解了脑的电脉冲。

神奇的信使

神经元如何将想法变成现实?

每个细胞都有不同的工作。

皮肤细胞可以保护你的身体。

血细胞携带着维持生命所需的"燃料"。

神经元也叫神经细胞,它们

将信息从一个传递到另一个。

从一个神经元到另一个神经元

你有没有试着在网上查东西,但是没有Wi-Fi(无线保真)? 你的
电脑需要能够接收你正在寻找的信息,脑也是一样。

这张图显示了一个神经元的样子。像树枝一样有很多分支的部分
称为树突,它们接收来自其他神经元的冲动(或者说
信息),并随时准备将这些冲动传递下去。

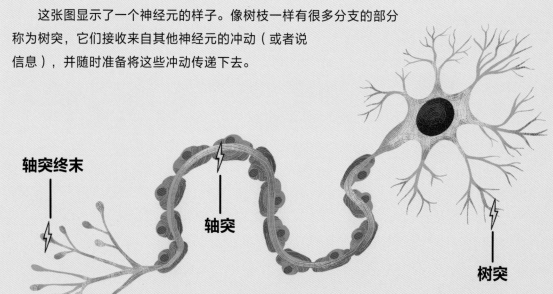

轴突终末

轴突

树突

一旦一个神经元冲动被接收,它就会顺着轴突传到轴突终
末,这些轴突终末将冲动传给另一个神经元的树突,继续传
输。这一切发生得很快,比一眨眼的工夫还快。

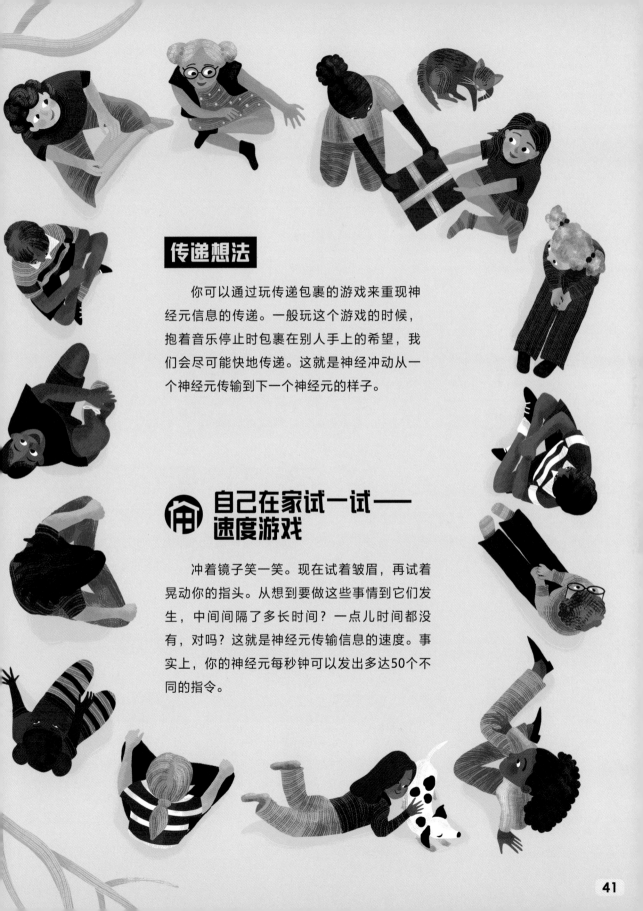

传递想法

你可以通过玩传递包裹的游戏来重现神经元信息的传递。一般玩这个游戏的时候，抱着音乐停止时包裹在别人手上的希望，我们会尽可能快地传递。这就是神经冲动从一个神经元传输到下一个神经元的样子。

自己在家试一试——速度游戏

冲着镜子笑一笑。现在试着皱眉，再试着晃动你的指头。从想到要做这些事情到它们发生，中间间隔了多长时间？一点儿时间都没有，对吗？这就是神经元传输信息的速度。事实上，你的神经元每秒钟可以发出多达50个不同的指令。

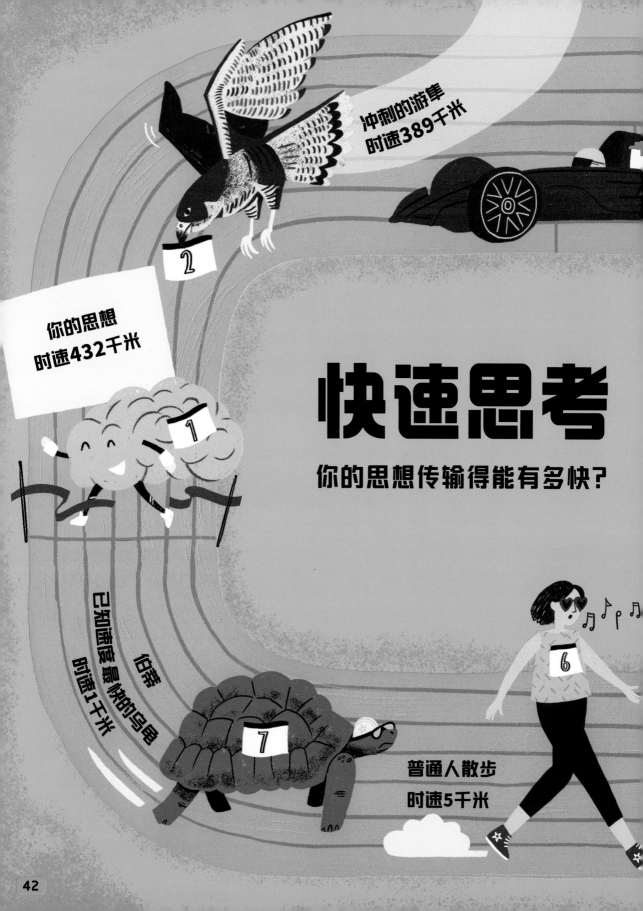

冲刺的游隼
时速389千米

你的思想
时速432千米

快速思考

你的思想传输得能有多快？

伯蒂
已知速度最快的乌龟
时速1千米

普通人散步
时速5千米

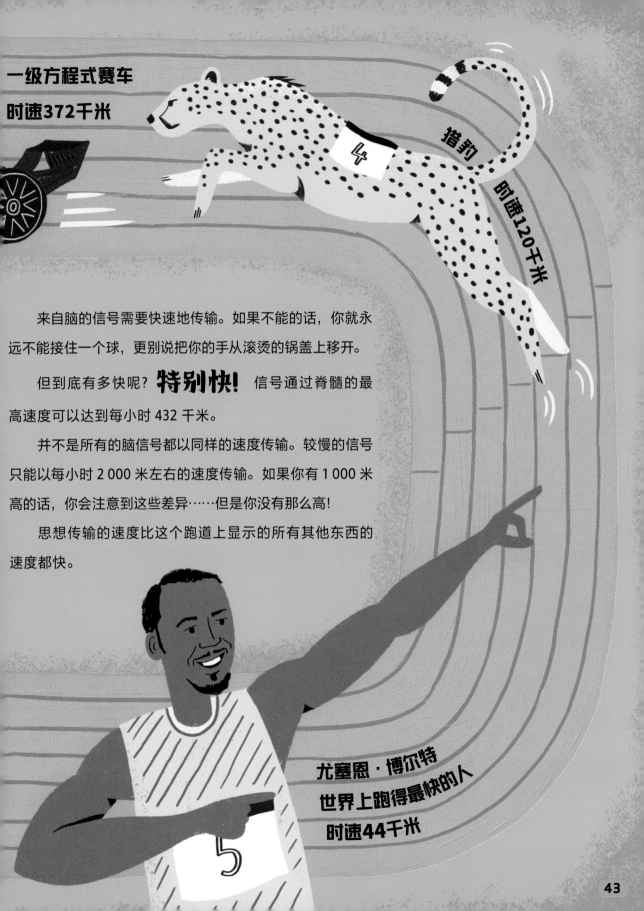

一级方程式赛车

时速372千米

猎豹

时速120千米

来自脑的信号需要快速地传输。如果不能的话，你就永远不能接住一个球，更别说把你的手从滚烫的锅盖上移开。

但到底有多快呢？**特别快！** 信号通过脊髓的最高速度可以达到每小时 432 千米。

并不是所有的脑信号都以同样的速度传输。较慢的信号只能以每小时 2 000 米左右的速度传输。如果你有 1 000 米高的话，你会注意到这些差异……但是你没有那么高！

思想传输的速度比这个跑道上显示的所有其他东西的速度都快。

尤塞恩·博尔特

世界上跑得最快的人

时速44千米

神经网络

为什么熟能生巧?

如果人们经常走一条路,它可能就会比较干净,让人一眼就能找到。
如果一条路荒废了很久,就会变得杂草丛生。
从很多方面来说,通向人脑的路径也是一样的。

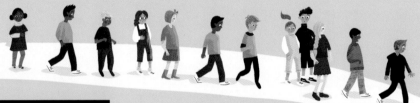

使用它或失去它

神经冲动沿着神经链在你的体内传输,这个神经链被称为
神经通路。你使用某一条神经通路的次数越多,它就会变得越
强大。因此,如果你经常做某件事,你就会变得越来越擅长,
甚至几乎不用思考就能做到。

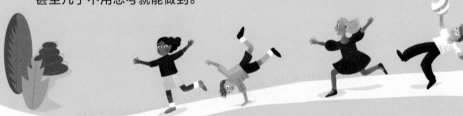

你有没有这种经历?当你很久没有做一件事,再
做的时候就会感觉很困难。假如你是一个滑板运动
员,你会发现如果几个月不玩滑板,你就很难完成之
前擅长的高难度动作。这是因为与这些技能相关的神
经通路很久没有使用过。

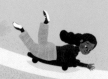

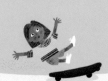

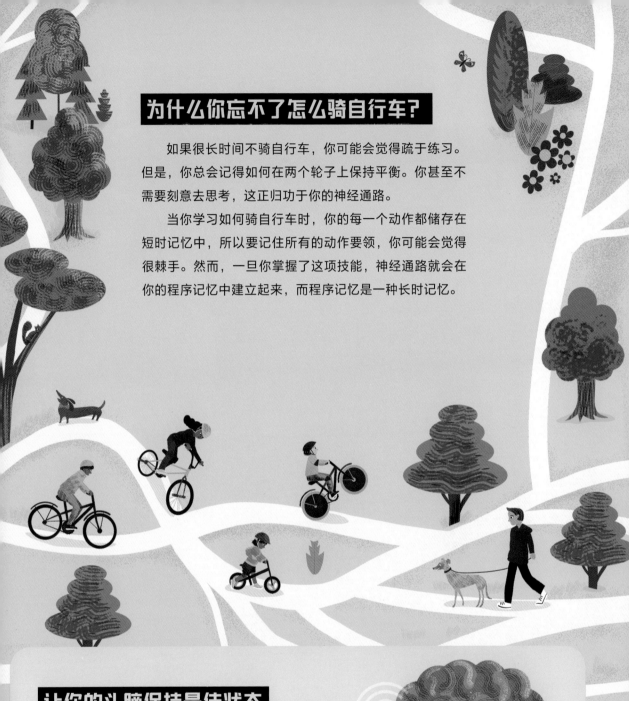

为什么你忘不了怎么骑自行车？

如果很长时间不骑自行车，你可能会觉得疏于练习。但是，你总会记得如何在两个轮子上保持平衡。你甚至不需要刻意去思考，这正归功于你的神经通路。

当你学习如何骑自行车时，你的每一个动作都储存在短时记忆中，所以要记住所有的动作要领，你可能会觉得很棘手。然而，一旦你掌握了这项技能，神经通路就会在你的程序记忆中建立起来，而程序记忆是一种长时记忆。

让你的头脑保持最佳状态

吃蔬菜、喝水、运动和保持充足的睡眠都有助于头脑保持最佳状态。学习演奏一种新的乐器也是让神经通路得到锻炼的一个好方法。

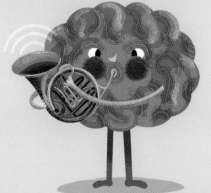

控制
你的细胞

细胞核在指挥。

如果把每个神经元想象成一艘宇宙飞船，
那么细胞核就是船长，它决定这艘飞船是否
加速飞行、改变方向或使用激光武器击退外星人。
你的每个神经元都是一个复杂的机器。

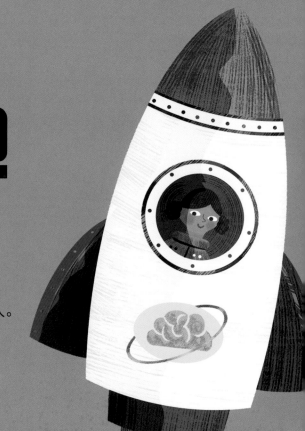

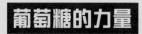
葡萄糖的力量

和你身体的所有细胞一样，神经元只有一个主
要能量来源：葡萄糖。

没有葡萄糖，你的脑就没有办法工作。

你的DNA和你

就像你身体里的大多数细胞一样，神经元的细胞核也用蛋白质来建立和储存一种叫作"脱氧核糖核酸"（更广为人知的名字是DNA）的东西。你可以把DNA想象成你身体的"配方"，它包含所有关于你的身体应该如何呈现和发展的信息。这包括从你能看到的东西，比如眼睛和头发的颜色，一直到更复杂的事情，比如你的细胞如何工作。

你的身体里有很多的DNA。仅仅一个小小的细胞核就能有一个大约1.8米长的DNA挤在里面，这差不多是一个高大的成年人的身高，这个1.8米长的DNA形成一个DNA链。

一样但也不一样

你的 DNA 与其他人的 DNA 约 99.9% 相同，这意味着仅约 0.1% 的 DNA 就让你与众不同。

你的DNA约有99% 与黑猩猩的相同。

约有90%与 猫的相同。

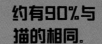

约有60%与 香蕉的相同。

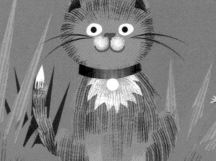

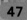

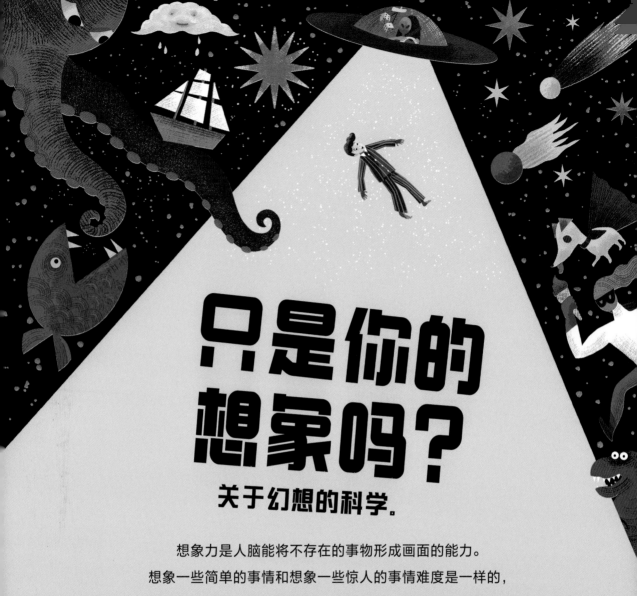

只是你的想象吗？

关于幻想的科学。

想象力是人脑能将不存在的事物形成画面的能力。

想象一些简单的事情和想象一些惊人的事情难度是一样的，

比如把你的衬衫想成另一种颜色，或者想象一只霸王龙来敲你的门。

你为什么需要想象力呢？

一个关于猛犸象的任务

对想象力的需求可能来自人们仍生活在山洞里，为了生存不得不打猎的时代。如果你想抓住一头猛犸象，但你失败了，那么能想象出一种不同的方法来抓住它是很有用的。同样，如果你能想象到一只熊可能藏在山洞里，你更有可能检查这个山洞是不是存在危险，这反过来会保证你的安全，你不会因此而丧命。

随着时间的推移，人类将想象力用在生活的各个方面，从写一本好书到发明一道美味佳肴，这都是想象力的体现。想象力在科学中也很重要。如果科学家想证明一些事情，他们必须能够先想象出来。

看得见的面孔

你有没有想象过你能在一片云或这一张图中看到一张脸？这就是幻想性错觉。对于早期人类来说，能够分辨出某种东西是不是存在危险是很重要的，因此我们的脑进化出了看到人脸能快速判断他们是否友好的能力。这种进化也产生了一个副作用，那就是我们经常在根本没有面孔的事物中看到人脸。

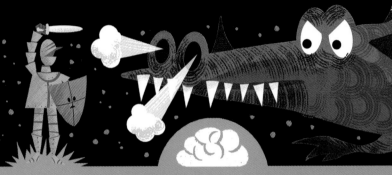

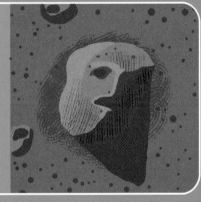

你知道吗？

1976 年，科学家们在看火星照片时，
震惊地发现一张脸正盯着他们看。
然而，这只是他们的想象，
他们看到的不是火星人，而是岩石。
这是关于幻想性错觉的一个很好的例子。

镜子，镜子

你的想象力甚至可以帮助你成为一个更好的朋友。无论你在做什么，还是在看别人做什么，你的一些神经元都以同样的方式活动。它们被称为镜像神经元，帮助你理解并与他人相处。镜像神经元被认为是当你看到别人受伤，你也会皱眉的原因；也是当你看到别人打哈欠时，你也会跟着打哈欠的原因。

在你的梦里

睡眠的科学。

做梦是为了什么？

一个流行的理论是做梦可以帮助你储存记忆。

当你做梦的时候，你的头脑会把所有重要的东西归档，

把不太重要的部分删除。

睡一觉就好了

当你在睡觉和做梦的时候，你的头脑会用你在白天学到的东西重新连接你的神经通路，因此，你的头脑会发生改变，以帮助你记住新的信息。这就是脑可塑性！

你知道吗？

美国少年兰迪·加德纳曾一直醒着不睡觉达 264 小时，

这可是整整 11 个白天和黑夜！他说，在这个过程中，

他发现自己越来越难记住东西，甚至说话时很难找到正确的词。

当他终于开始睡时，睡了整整 14 个小时，之后完全恢复了正常。

关机

当你睡觉时，你的头脑不会像笔记本电脑或电视那样一直处于"关机模式"。相反，它在不同类型的睡眠之间切换，例如：

慢波睡眠（SWS）

慢波睡眠期，你的头脑会放慢活动速度，你的大部分肌肉会完全放松，你的呼吸变得平稳。你的大部分睡眠是这种类型。

快速眼动睡眠（REM）

快速眼动睡眠是做梦的时候。你的眼球快速地转动，你全身的肌肉完全放松，你就像一尊雕像一样静止。

如果你的头脑在不同类型的睡眠之间不能顺利地转换，可能会导致你的身体发生一些不寻常的事情，比如梦游和睡眠麻痹。

梦游

如果你的头脑试图直接从快速眼动睡眠中醒来，你的肌肉就会在你还在做梦的时候被解锁，这会导致你的身体试图与你梦中发生的事情相匹配，一些人认为这就是梦游发生的原因。有些梦游者发现自己在睡觉时做饭、熨衣服，甚至开车！真是太危险了！

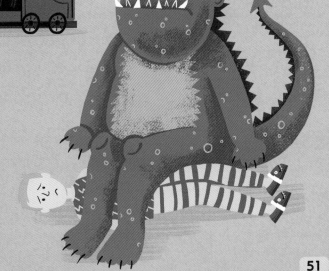

睡眠麻痹

睡眠麻痹与梦游相反。你的头脑开始醒来，但你的肌肉仍被锁在快速眼动睡眠中，所以你的身体没有办法动。人们通常会想出各种各样的理由来解释为什么会麻痹。一个常见的理由是，一个怪物坐在你身上，不让你动！

看着我的眼睛

催眠的科学。

当你想到催眠时，你可能会想象有人被催眠时像小鸡一样咯咯叫，或者克服对蜘蛛的恐惧。

但，什么是催眠，被催眠的人的头脑里发生了什么？

放松……

催眠并没有你想象中那么复杂。它主要是让你身心放松，从而让你能够集中注意力。你是否曾经全神贯注于一本书、一个电视节目或者一个电子游戏，以至于你没有听到别人对你说了什么，也没有注意到时间已经过去了很久？这就是催眠状态。

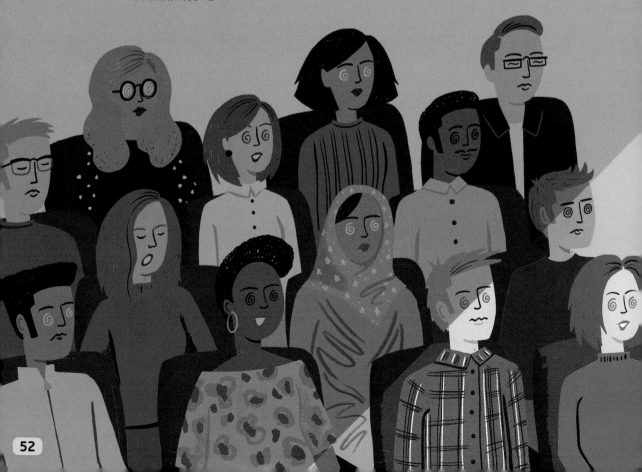

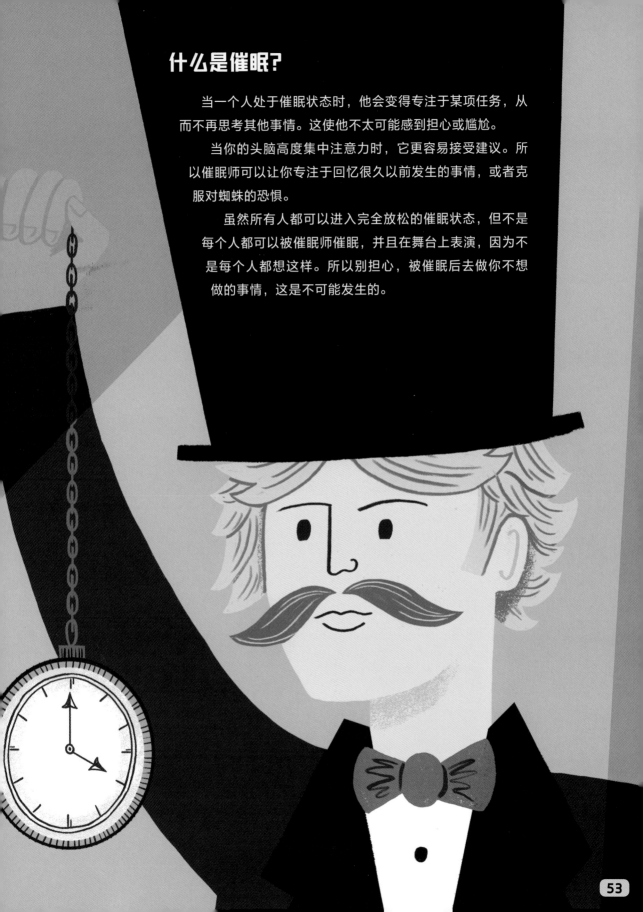

什么是催眠?

　　当一个人处于催眠状态时,他会变得专注于某项任务,从而不再思考其他事情。这使他不太可能感到担心或尴尬。

　　当你的头脑高度集中注意力时,它更容易接受建议。所以催眠师可以让你专注于回忆很久以前发生的事情,或者克服对蜘蛛的恐惧。

　　虽然所有人都可以进入完全放松的催眠状态,但不是每个人都可以被催眠师催眠,并且在舞台上表演,因为不是每个人都想这样。所以别担心,被催眠后去做你不想做的事情,这是不可能发生的。

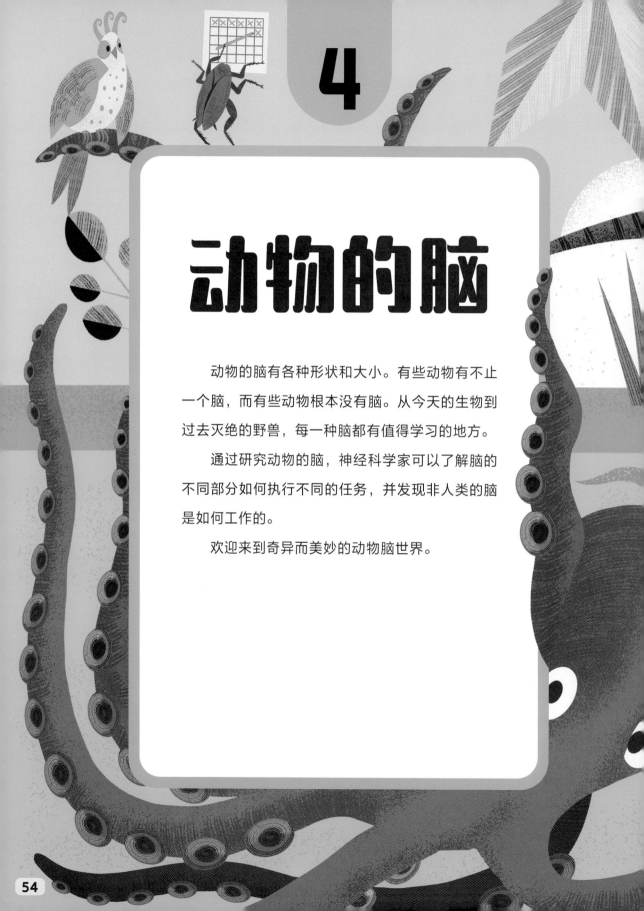

动物的脑

　　动物的脑有各种形状和大小。有些动物有不止一个脑，而有些动物根本没有脑。从今天的生物到过去灭绝的野兽，每一种脑都有值得学习的地方。

　　通过研究动物的脑，神经科学家可以了解脑的不同部分如何执行不同的任务，并发现非人类的脑是如何工作的。

　　欢迎来到奇异而美妙的动物脑世界。

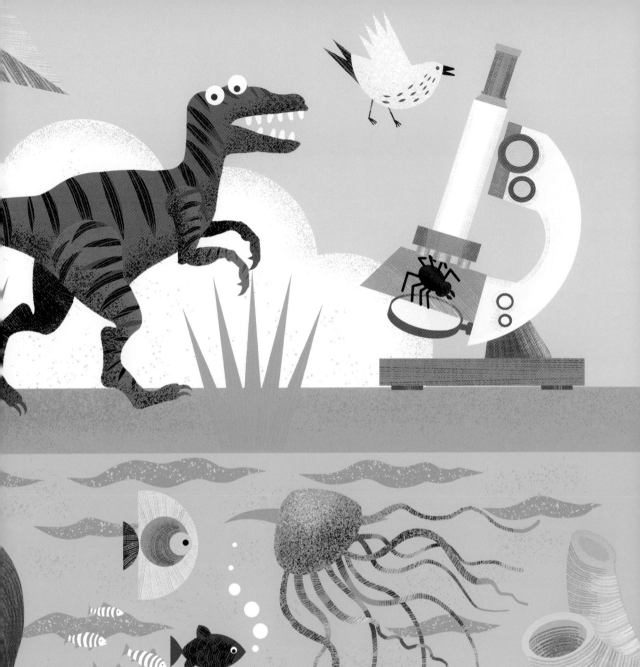
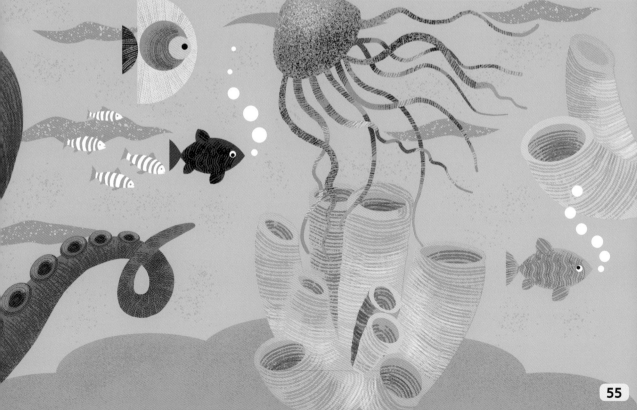

比一比

大型哺乳动物有较大的脑。

最大的动物脑属于哺乳动物。
在所有哺乳动物中，哪种哺乳动物的脑是最大的或最小的?

最大的脑

抹香鲸可能不是世界上体形最大的动物（这项荣誉属于蓝鲸），但它却拥有最大的脑。抹香鲸可以长到19米左右，比保龄球道还要长一点儿。它的脑与两只宠物猫的体重差不多，比一个成年人的脑要重六倍多。

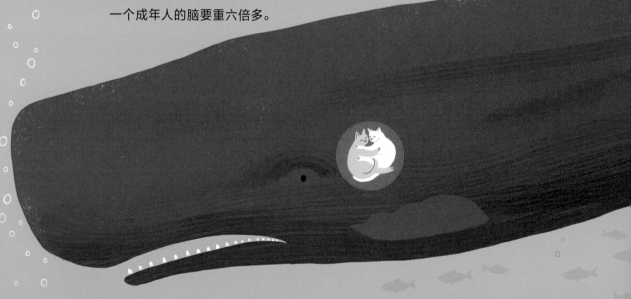

大象的脑

陆地上现存最大的哺乳动物是大象，它的脑和一个大南瓜的质量差不多。大象是为数不多的脑在头后部的动物之一。脑在头前部的动物一般比较常见。

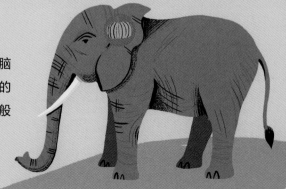

最小的脑

最小的哺乳动物脑属于最小的哺乳动物——伊特鲁里亚鼩鼱。鼩鼱身体只有约4厘米长，脑也只有两粒大米那么大。

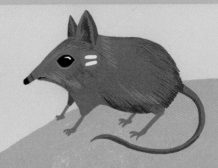

鼩鼱差不多只有图片中这么大！

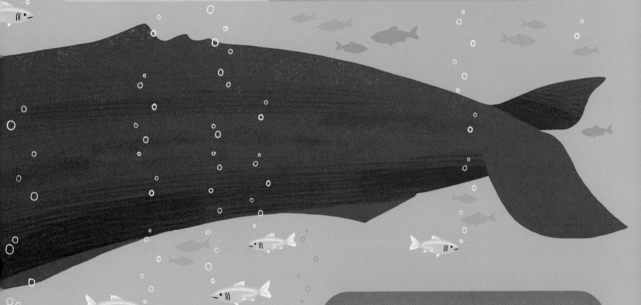

脑大就聪明吗？

脑大并不代表动物聪明。抹香鲸的脑约是人的六倍大，但这并不意味着抹香鲸约比人聪明六倍。抹香鲸需要大一些的脑来控制它庞大的身体和所有的功能。

为了更好地了解动物有多聪明，科学家们需要将它们脑的大小和身体的大小进行比较。

哺乳动物的脑

它们约有多重？

抹香鲸	9 000克
蓝鲸	6 000克
非洲象	5 400克
宽吻海豚	1 600克
人	1 300克
河马	600克
小猎犬	75克
猫	30克
仓鼠	1.4克
伊特鲁里亚鼩鼱	0.06克

聪明的动物

周围有哪些聪明的动物？

这些聪明的小动物有很厉害的脑力，它们用它做一些有趣的事情。

厉害的海豚

水下非常黑暗，因此海豚不得不依靠声音辨别方向。但是它没有巨大的耳朵，辨别声音靠的是在头上的"额隆"。海豚会发出超声波，这些超声波在遇到物体的时候就会反射回来，反射的声音被额隆接收，并转化成海豚头脑可以理解的地图。这种能力就是回声定位。

聪明的乌鸦

不是只有人类能够使用工具，一些动物也知道怎样使用它们。一些乌鸦发现，如果它们把坚果留在川流不息的马路上，路过的汽车就会把坚果压开。可是这些坚果在马路上，它们怎么拿回去呢？人行横道！这些聪明的乌鸦甚至知道通过人行横道安全地到达自己的目的地。

喋喋不休的大猩猩

猿类虽然不能像人类一样说话，但它们也可以交流。可可是一只出生在动物园的母猩猩，一位名叫弗朗辛·帕特森的科学家教会了它一种简单的手语。

可可学会了1 000多个单词的手语，它可以交流，甚至还会撒谎。有一次，它打破了一个水槽，却赖在了它的宠物小猫身上。

你能理解这些图片中的手势是什么意思吗？旁边的表情符号会帮助你。

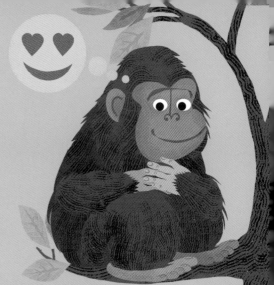

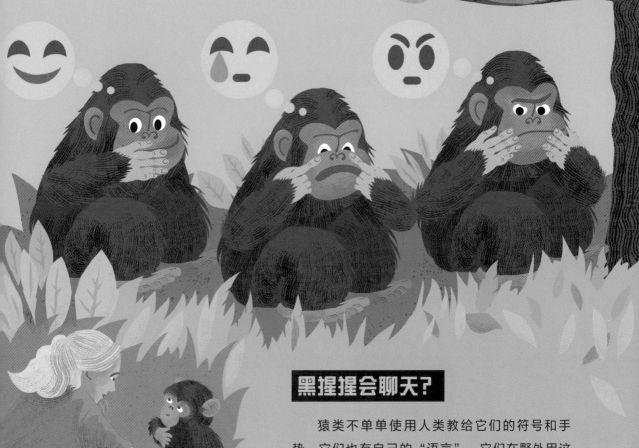

黑猩猩会聊天？

猿类不单单使用人类教给它们的符号和手势，它们也有自己的"语言"，它们在野外用这种"语言"交流。一位名叫珍·古道尔的科学家发现黑猩猩有大约60种不同的手势，它们用这些手势互相"交谈"。

试着抚摸你的下巴，就像胡子发痒一样。你刚才用黑猩猩的语言说了"我饿了"！

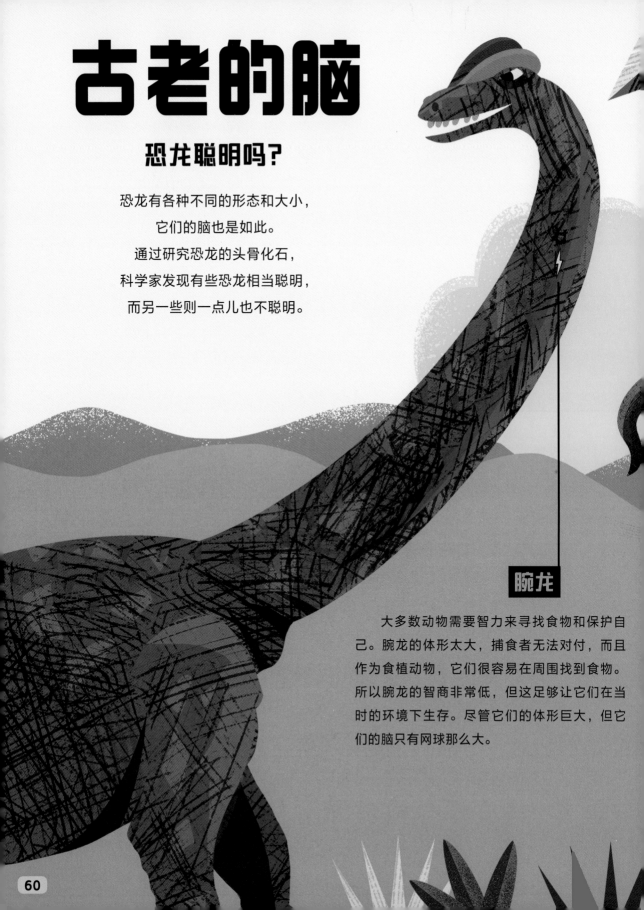

古老的脑

恐龙聪明吗？

恐龙有各种不同的形态和大小，
它们的脑也是如此。
通过研究恐龙的头骨化石，
科学家发现有些恐龙相当聪明，
而另一些则一点儿也不聪明。

腕龙

大多数动物需要智力来寻找食物和保护自己。腕龙的体形太大，捕食者无法对付，而且作为食植动物，它们很容易在周围找到食物。所以腕龙的智商非常低，但这足够让它们在当时的环境下生存。尽管它们的体形巨大，但它们的脑只有网球那么大。

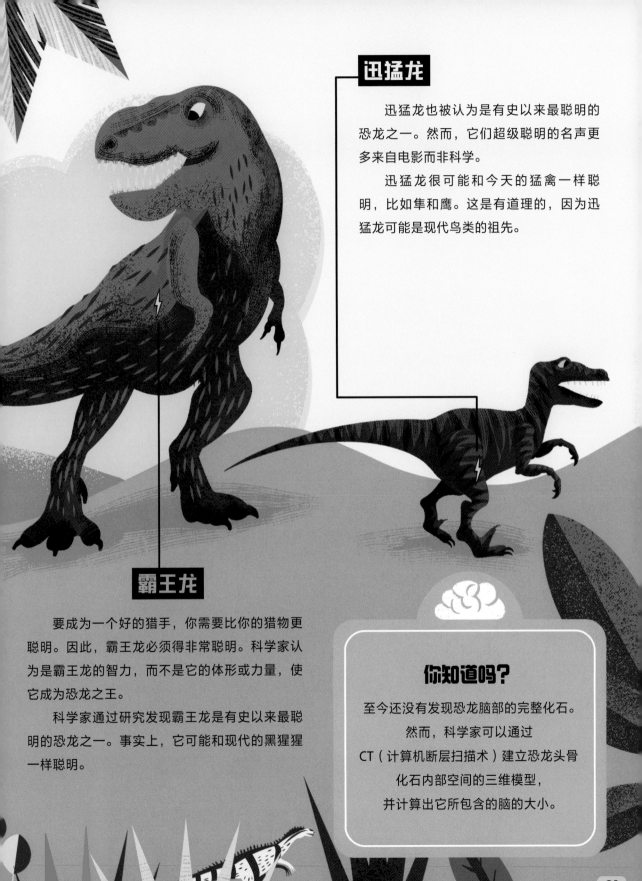

迅猛龙

迅猛龙也被认为是有史以来最聪明的恐龙之一。然而，它们超级聪明的名声更多来自电影而非科学。

迅猛龙很可能和今天的猛禽一样聪明，比如隼和鹰。这是有道理的，因为迅猛龙可能是现代鸟类的祖先。

霸王龙

要成为一个好的猎手，你需要比你的猎物更聪明。因此，霸王龙必须得非常聪明。科学家认为是霸王龙的智力，而不是它的体形或力量，使它成为恐龙之王。

科学家通过研究发现霸王龙是有史以来最聪明的恐龙之一。事实上，它可能和现代的黑猩猩一样聪明。

你知道吗？

至今还没有发现恐龙脑部的完整化石。然而，科学家可以通过CT（计算机断层扫描术）建立恐龙头骨化石内部空间的三维模型，并计算出它所包含的脑的大小。

不同寻常的脑

不是所有的脑都长一个样儿。

大多数有脊柱的动物的脑非常相似。
然而，世界上约97%的动物没有脊柱，它们的脑可大不相同。
我们举两个例子。

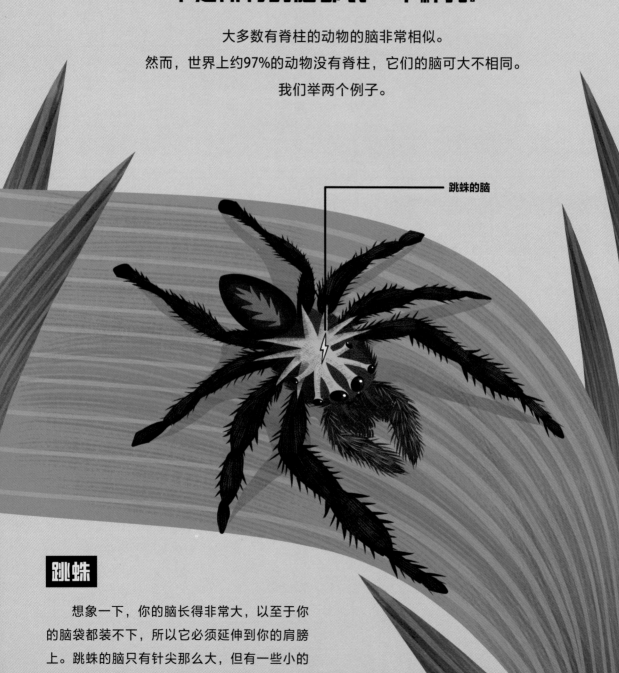

跳蛛的脑

跳蛛

想象一下，你的脑长得非常大，以至于你的脑袋都装不下，所以它必须延伸到你的肩膀上。跳蛛的脑只有针尖那么大，但有一些小的末端延伸到它们腿部的顶端。

章鱼

章鱼是非常聪明的动物，它们的脑使它们能够解决难题、识别面孔，甚至改变颜色进行伪装。如果捕食者咬掉了章鱼的腕，这条腕可以继续存活并移动长达一小时。它之所以能做到这一点，是因为它的脑遍布全身，并延伸到了八条腕上。

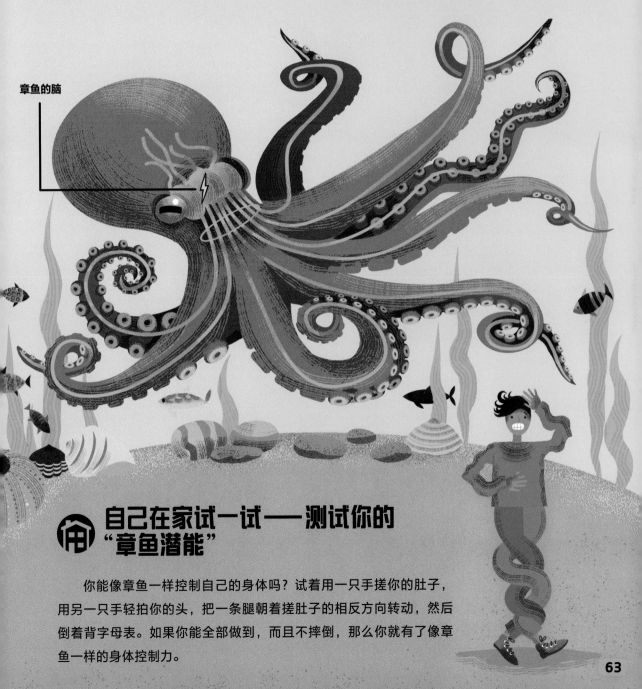

章鱼的脑

自己在家试一试——测试你的"章鱼潜能"

你能像章鱼一样控制自己的身体吗？试着用一只手搓你的肚子，用另一只手轻拍你的头，把一条腿朝着搓肚子的相反方向转动，然后倒着背字母表。如果你能全部做到，而且不摔倒，那么你就有了像章鱼一样的身体控制力。

无脑的动物

无脑的生活。

脑在寻找食物、四处走动和躲避危险方面很有用。
但有些生物居然没有脑，下面提到的只是其中一些。

水母

水母没有脑，但是有一层薄薄的神经网贯穿它的身体。当微小的食物被水母的触手抓住的时候，这些神经就会告诉水母。它甚至不需要专门捕猎，只需要随波逐流，就可以收集食物了。

蚯蚓

当你的手不小心碰到很烫的东西时，你会不会突然躲开？这是你对高温做出的反应。这就是蚯蚓做出所有决定的方式。它们只有一个具有脑的基础功能的神经节，叫作脑神经节。脑神经节控制蚯蚓对周围环境的反应。蚯蚓能够对光、接触和震动等做出反应，但它们不能像人类一样思考问题。

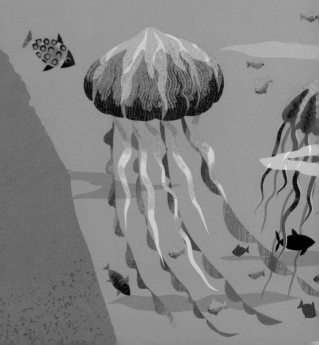

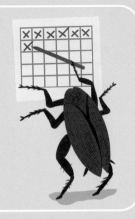

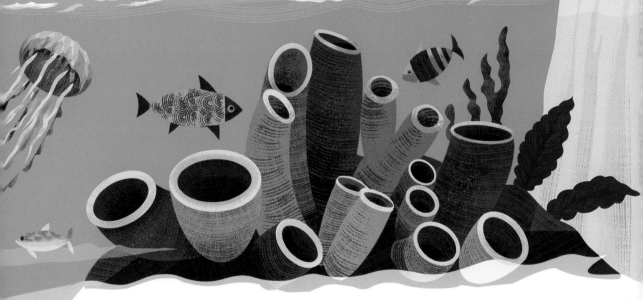

海绵

　　海绵很容易被误认为是一种植物，但它实际上是动物。它附着在岩石上，仅仅从流过它的水中滤取食物。海绵不仅没有脑，也没有神经元。科学家认为，海绵曾经有神经系统，但海绵经过数百万年的演化将神经系统丢弃了。这可能是因为神经系统需要大量的能量，而海绵没有神经系统也可以很好地生存。

对脑来说太小了

单细胞生物的奇异世界。

细胞是生物体结构和功能的基本单位。

普通人是由超过100万亿个细胞组成的，

但有些微小的生物却只有一个细胞，它们被称为单细胞生物。

单细胞生物不可能有神经系统，

因为只要有一个脑细胞就能成为该生物体的整个身体。

单细胞的奇迹

这种单细胞生物被称为变形虫，即使变形虫对于脑来说太小了，它仍然有类似脑的行为。变形虫有微小的传感器，这个传感器可以对触摸和光线做出反应，甚至可以告诉它附近是否有食物。

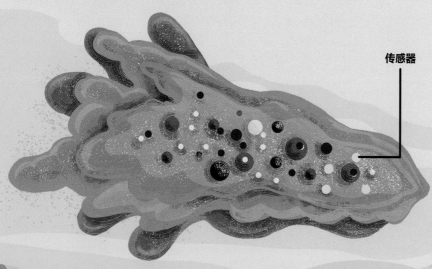

传感器

了解黏菌

这一页的背景布满了菌类，但这不是能在角落里被忘了很久的三明治上找到的那种霉菌，而是黏菌。

黏菌是一种单细胞生物，它和其他类似的微生物聚集在一起，形成一个巨大的、能移动的团块。

黏菌十分聪明，它甚至可以破解迷宫。

在法国巴黎的动物园，有一种叫作魔点的黏菌，它不仅能通过迷宫找到前往食物所在位置的最短路线，还能记住这条路线，尽管它没有脑！

黏菌不仅仅是聪明的学生，也是厉害的老师。科学家发现，如果他们在迷宫中留下一小块黏菌，然后在迷宫中的另外一个地方放入另一块黏菌，这两块黏菌就会聚集在一起，并立即知道下一步该去哪里。

这些是脑吗？

　　只有动物才有脑（当然，也不是所有的动物都有）。但世界上有很多东西的行为方式和脑很像。它们保持"身体"运转，从周围环境中获取信息并发出相应的指令。

　　这种类似脑的行为在许多地方可以见到：在人类制造的人工脑中可以看到，有些则出现在自然界中，比如植物。本章就来探讨一下这种行为，你还可以想一想：脑在什么时候不是脑呢？

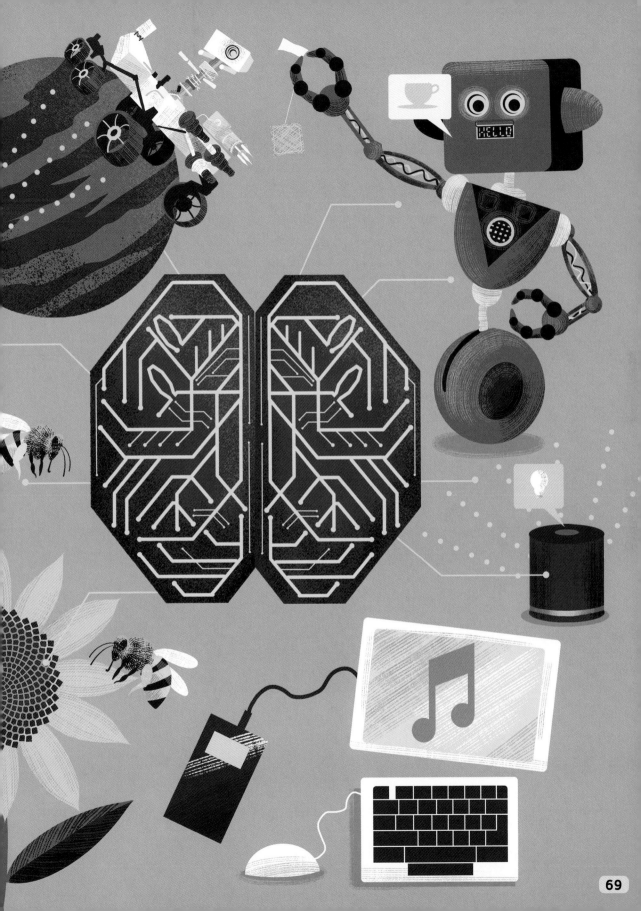

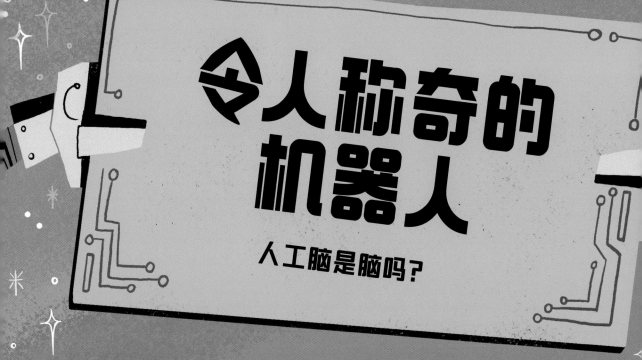

令人称奇的机器人

人工脑是脑吗？

机器人是一种能够自动执行任务的机器。

随着技术的不断进步，任务也变得越来越复杂。

一些现代机器人甚至有传感器，传感器可以让它们看到或听到周围的环境，

它们可以利用这些信息来决定下一步要做什么——

这非常像人类使用脑的方式。

那么，机器人有脑吗？

机器人的诞生

最早的机器人是一种自动机械物体，通常是为了能够自动完成一项工作而创造的。例如，当理查二世在1377年成为英格兰国王时，一个机械天使被制造出来，把王冠放在他的头上。

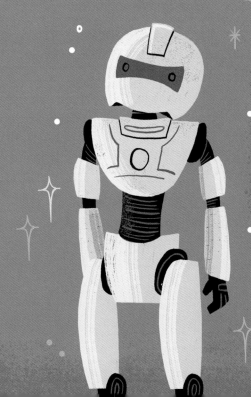

从那时起到现在，机器人技术有了惊人的进步，但大多数机器人仍然由人类控制。例如，在工厂工作的机器人，可能看起来它们自己做了很多事情，但事实上它们只是在遵循人类程序员编写的指令。

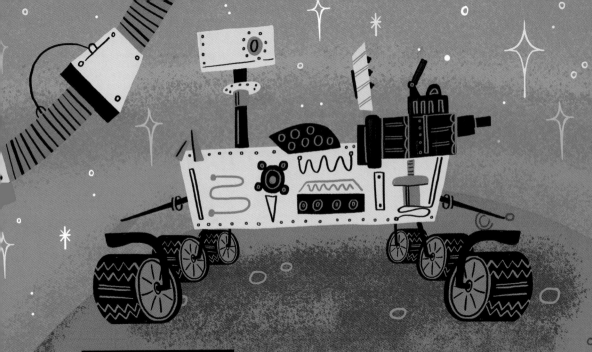

火星上的机器人

好奇号火星探测器是一个被送往火星的机器人。它将所有问题发送到地球后，需要等待一段时间才能得到答复，所以它必须能够自己做出一些决定。借助于人工智能（AI），它能够根据周边的环境，分析出要去的地方和要做的事情。

自动驾驶

好奇号火星探测器能够在火星上自动驾驶，但如果放在地球上呢？利用摄像头和光线探测的自动驾驶汽车正在发展中，以实现所有人开车时能完成的事情。

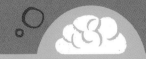

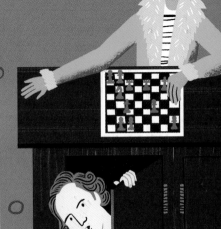

你知道吗？

1770 年，一个叫作"土耳其人"的机器人在国际象棋比赛中击败人类，人们一致认为它非常聪明。
听起来很不错，对吧？
可后来才发现，原来在机器人里面藏着一个象棋高手！
这就是"土耳其人"机器人。

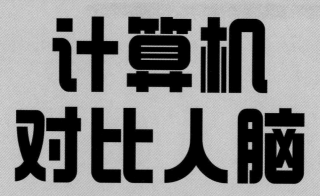

计算机
对比人脑

哪一个更厉害？

人脑可以非常快速地处理大量的信息，
而且人脑的每一个神经元就像一台自动运行的小计算机。
那么，能不能制作出一台功能与人脑完全一样的计算机呢？

能量提升

超级计算机顶点（Summit），每秒可以发送和接收
20亿亿条指令，这让它成为世界上最强大的计算机之一。
它有两个网球场那么大，使用的电量相当于同一时长中
一万个家庭的用电量。人脑比它要快五倍，小很多，而且
使用的电量也仅相当于一个小灯泡所需的电量。

如果你有一个和脑容量一样的计算机硬盘，它
将能够装得下 18 500 部电影、1.5 亿首歌或一本超
过 60 亿页的书。

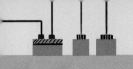
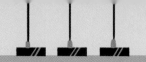

计算机能比人脑更厉害吗?

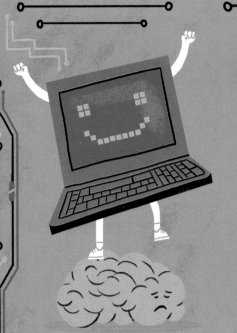

在一些事情上,计算机可以做得比人脑更好。其中之一就是同时运行大量的数学计算。试想一下,你需要同时计算几道加法题,或者一边倒着数数一边说乘法表。对于人脑来说,这几乎是不可能的。

计算机可以轻松地记住长长的信息清单。你能记住你曾经访问过的每个网站吗?也许不能,但你的计算机可以。

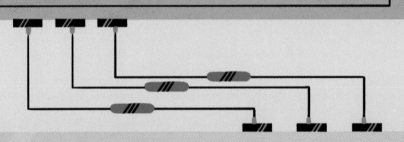

类似鼠脑的计算机

大三角帆(SpiNNaker)是一台巨大的超级计算机,它可以像脑一样运行,不过是鼠脑。想象一下,在一个房间里面,1 200 块电路板被巨大的柱子连在一起,这就是大三角帆的样子。然而,大三角帆仍然需要复杂 1 000 倍左右才能与人脑相媲美。

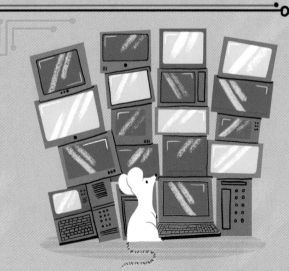

聪明的植物

植物能思考吗？

植物可以不断地对周围的环境做出反应，
但是它们并没有脑，它们是怎么做到的呢？

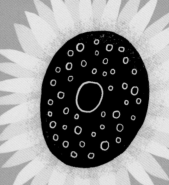

植物的内部

植物没有神经系统，但它们有很多的传感器。你知道吗？人类的眼睛有四种类型的光感受器，而植物则拥有更多。这意味着植物能以比人类更复杂的方式感知光。这是有道理的，因为光有助于植物制造食物。

植物的感受

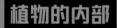

植物使用传感器的方式与动物使用脑的方式不同，它们没有办法思考或想象。它们不会嫉妒其他植物生长在更好的土壤里，而且它们绝对不会感到疼痛（所以当你咬胡萝卜的时候不用担心，你不会弄哭它的）。

🏠 自己在家试一试——伸向天空

为了观察植物对周围环境的反应，你可以在家或学校观察几天室内的植物。窗台上的植物通常会向着阳光的方向倾斜。如果你把花盆转过来，使花朝向背光的一面。过不了几天，你会发现花又向光的方向生长了。因此，植物实际上只需要接近生长所需要的阳光和水分就可以，它们不需要太聪明！

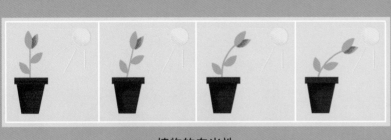

植物的向光性

菌根网络

你知道吗？植物之间可以分享食物！这一切都要归功于菌根。世界上大量的植物都长有菌根，菌根有细丝，它们相互连接，形成巨大的地下植物网络，称为菌根网络。植物可以利用这些网络来分享养分，甚至还可以通过化学物质发送关于虫害的警告。

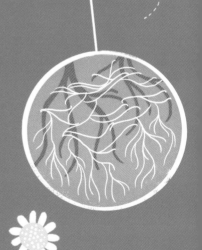

精神控制

见见大自然可怕的夺身。

关于精神控制的故事常出现在恐怖的僵尸电影中，
但事实上这些事情现在就发生在你周边的世界里。

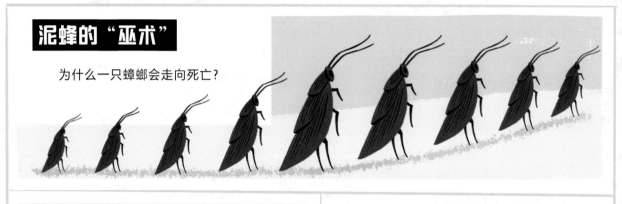

泥蜂的"巫术"

为什么一只蟑螂会走向死亡？

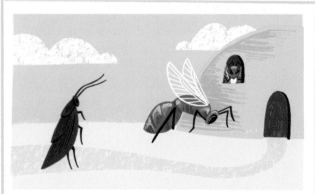

答案是 **精神控制!**

扁头泥蜂出现在非洲和亚洲的部分地区，它用一种可怕的方式喂养它的孩子。当扁头泥蜂叮咬它的猎物蟑螂时，它的毒液会破坏蟑螂脑中的神经系统，并改变蟑螂的行为。

蟑螂再也不能自己做决定了，它被扁头泥蜂操控引导到了扁头泥蜂的巢穴。在那儿，蟑螂成了泥蜂幼虫的晚餐。

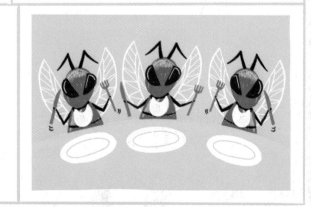

可怕的真菌

偏侧蛇虫草菌是一种可怕的真菌，它以一种非常可怕的方式传播。

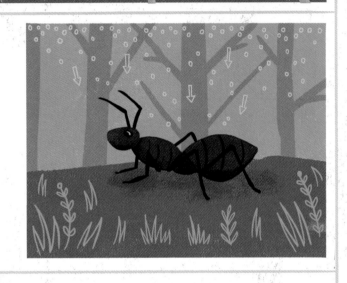

这种真菌的孢子附着在路过的蚂蚁身上，并穿透蚂蚁的外骨骼（其身体外部的硬壳），进入蚂蚁的脑，使蚂蚁的行为发生改变。

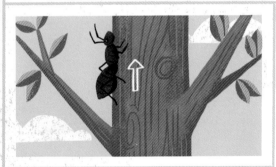

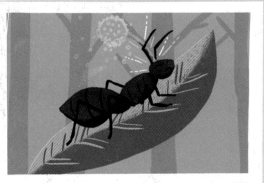

接下来，蚂蚁离开森林地面，尽可能地爬向一棵树的高处。在那里，它咬住一片叶子，完全静止不动。它看起来好像睡着了，但身体里面正在发生着可怕的事情。

蚂蚁体内的孢子不断生长，直到——**轰！**新的真菌从蚂蚁的身体里迸发出来。

现在，在高高的树上，真菌可以传播自己的孢子，并一次又一次地循环。

过去、现在和未来

几千年来，人们一直在研究脑，并将在未来很长一段时间内继续研究它。遥远的过去的想法现在看来可能是危险的、令人厌恶的或者非常愚蠢的，但它们对于现在的认知有很大的帮助。

我们对脑如何工作的理解在不断变化和扩展。谁知道神经科学家接下来会发现什么呢？

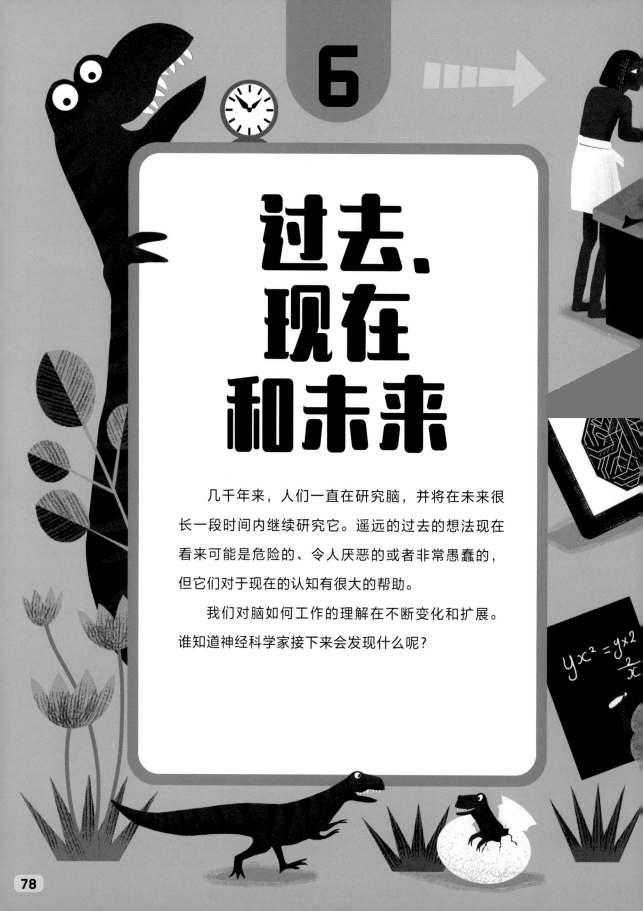

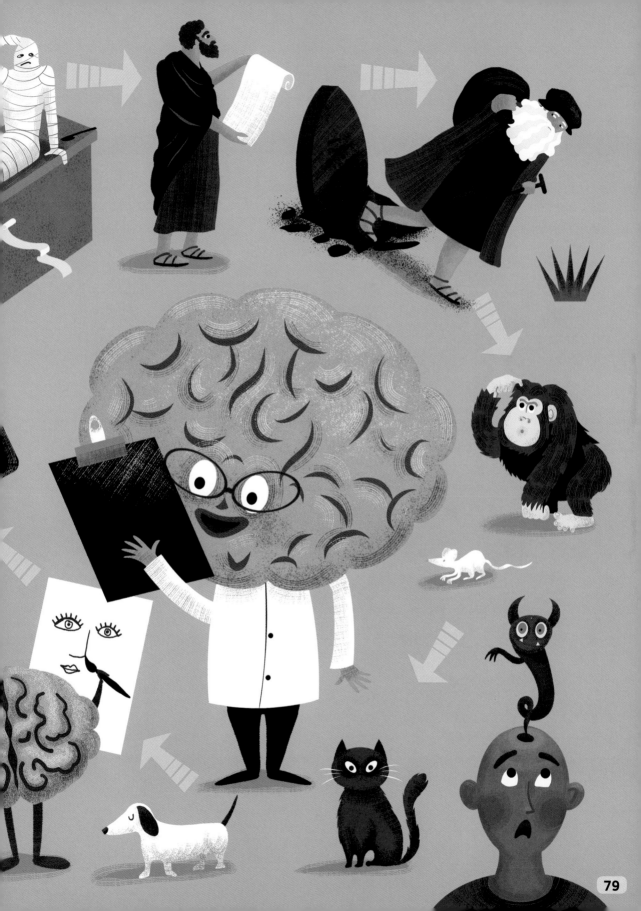

可怕的过去

研究脑的历史。

科学家长期以来对脑很着迷，但他们不认为脑是至关重要的器官。

古埃及

当古埃及人将尸体制成木乃伊时，他们非常小心地将器官放在特殊的罐子里。他们相信死者在来世会需要这些器官。但是，人们认为脑一点儿也不重要。

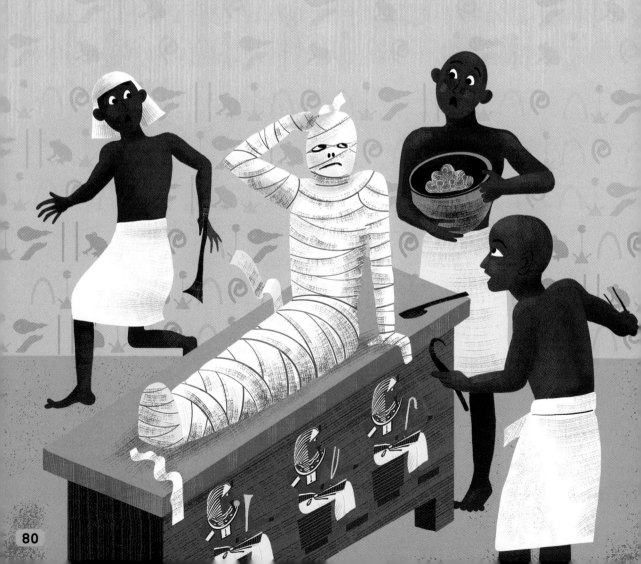

古希腊

早期伟大的古希腊思想家，如亚里士多德，认为心脏是一个人智力的中心。他们相信脑的功能是冷却一个人的血液，使人不那么生气。当时的一些学者甚至认为动物比人类更容易愤怒，因为它们的脑更小。

这一切直到公元前500年左右，阿尔克莽提出了新的观点才得以改变。阿尔克莽认为脑和思想是同一件事，脑与所有的感官都有联系。

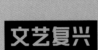

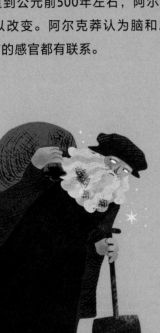

文艺复兴

文艺复兴（14—16世纪）时期，为了进一步了解人体，科学家和艺术家（包括著名的达·芬奇）甚至从盗墓贼手中获取尸体，将尸体解剖，并画出看到的东西。文艺复兴时期的科学家是较早绘制人脑详细图的人，他们改变了人们对身体如何工作的理解。

你知道吗？

最古老的头部手术形式之一是钻孔术，
可追溯到 7 000 多年前。
它包括在颅骨上打一个洞。
过去的人们认为钻孔能将坏的思想或
恶魔从脑中清除。
这种做法在今天仍然偶尔使用，
但是用于治疗头部出血，而不是对付恶魔！

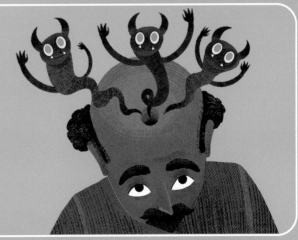

今天的神经科学

比以往更清楚地看到脑。

今天，神经科学家能够在不打开你的头的情况下观察你的脑。

这里有一些他们可以窥视到你的头骨内部的方法，

你需要做的仅仅是坐下来，让自己放松。

完美的画面

核磁共振扫描仪是一台能够为脑部拍摄完美照片的机器。如果你要做核磁共振扫描，你必须躺在一个巨大的磁铁中间，那个磁铁会在你周围呼呼地响。你可能认为人类没有磁性，哈哈，你的看法是完全正确的！然而，巨大的磁铁会使你的身体释放出能量，扫描仪会记录下这种能量，并利用它来创建你脑部的详细图像。

脑电波

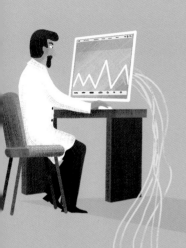

神经科学家并不总是需要"看到"你的脑,有时他们只需要监测你的脑在做什么。要做到这一点,他们会使用脑电波扫描仪。脑电波扫描仪会跟踪并记录脑电波(脑电波是脑发出的微弱电信号)。通过研究这些脑电波,科学家就可以知道脑是如何工作的了。

异常放电

脑电波扫描仪对癫痫病有很大帮助。脑部神经元过度放电会导致癫痫病发作。通过观察脑电波,医生可以看到这个活动是来自脑的哪一部分。

思想的力量

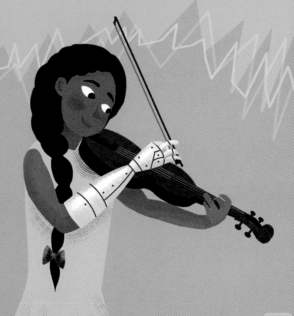

科学家现在非常了解脑电波,他们还制造了由脑电波控制的机器。你可能看到过这些机器,比如为没有手臂的人提供的机器手臂,还有帮助人们行走的动力服。这些神奇的机器由脑机接口(BMI)控制。脑机接口对脑信号做出反应,因此使用者只需要想一想如何移动他们的机器手臂,它们就会动起来了!

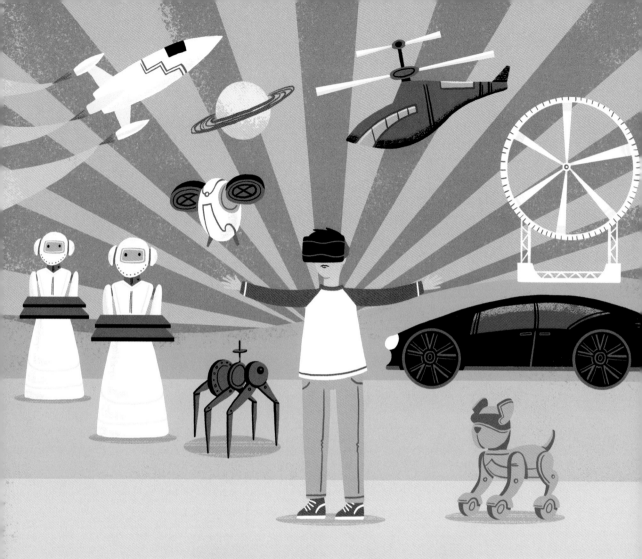

展望未来

神经科学的下一步是什么?

想象一下,在未来,驾驶汽车,玩电子游戏,或者上网查东西,
这一切仅仅需要你想一想就能实现!
当把技术与像脑一样神奇的东西结合起来时,可能性是无穷的。

脑的备份

如果把你脑中的所有东西都上传到机器人的电脑中，会怎么样？这可能意味着机器人可以像你一样思考和行动。目前，这还不可能，但有一天它可能会实现。这就是为什么有些人已经开始花钱在死后保存他们的脑。他们希望，在未来科学家能够提取他们的记忆，甚至使他们的脑复活。

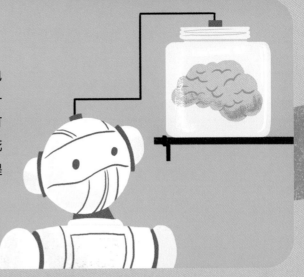

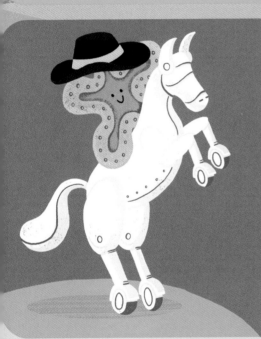

令人敬畏的有机体

在未来，科学家可能会培养出一个人造脑，这一切都要归功于类器官。类器官是微小的细胞群，可以复制你身体的某一部分，但这只是在实验室里。

在一个实验中，类器官被连接到一个小型机器人上，充当简单的脑。科学家们惊讶地看到这些细胞在彼此之间传递电信号。这些脑电波虽然非常简单，但这可能是创造整个脑的第一步。

通过扫描器发言

神经科学的一大好处是，它可以改善残疾人的生活。科学家已经成功地设计出了一台机器，它可以读取人们的脑电波，然后替他们发声。对于不能说话或不能控制电脑的人来说，这项发明可能会改变他们的生活。

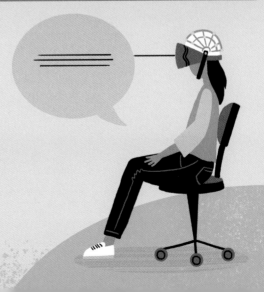

测试你的头脑

想再测试一下你的头脑吗？这里还有两个实验，你可以在家里尝试。

在你的手上"开个洞"

你的脑把从你两只眼睛中获取的信息混合在一起，下面的实验就是证明。

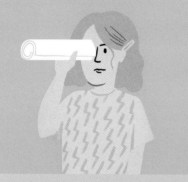

1.将一张纸卷成一个细管，用一只眼睛透过它看，就像用望远镜一样。

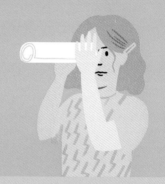

2.睁开另一只眼睛，将一只手放在这只眼睛的前面，离你的脸大约5厘米，确保这只手接触到管子的一侧。

3.你的手看起来应该是在中间有一个洞，你正通过这个洞往前看。

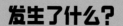
发生了什么？

通常情况下，你同时用两只眼睛看同一个东西，

所以你的脑将信息处理成一个清晰的画面。

在这里，你的眼睛看的是两个不同的东西，所以你的脑不能只创建一个图片。

相反，你会看到两张图片重叠在一起，这就造成了一种视错觉。

味觉的骗局

闭上你的眼睛，然后用手指捏住鼻子，这样你就看不到也闻不到。然后让别人喂给你一些食物，你试着猜猜它是什么。你可能会发现，没有了视觉和嗅觉，品尝食物的味道会变得很难。

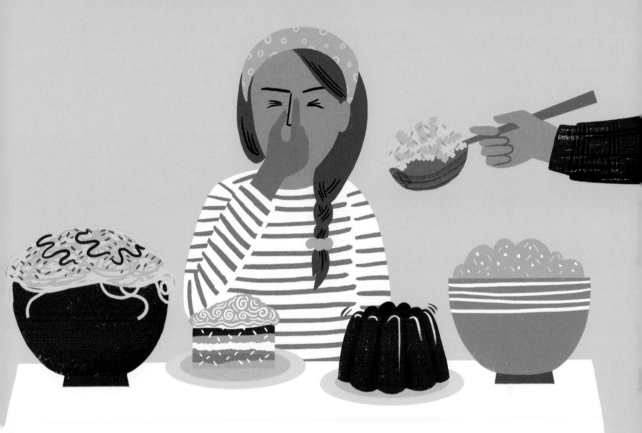

发生了什么？

你的感官都是协同工作的，帮助你的脑理解你正在经历的事情。
味觉器官只是你的感官之一，它习惯于得到其他感官的一些帮助。
移除了视觉和嗅觉器官之后，脑就失去了一些通常能够获得的信息，
这使它的工作变得困难。

词语表

以下是本书中使用的一些词语，你看看自己知道它们的含义吗？

孢子
某些低等动物或植物产生的细胞，可以发育成新的个体。

癫痫
多种因素引起的脑功能障碍综合征，会导致身体无法控制地摇晃。

耳膜
外耳和中耳之间的薄膜，当声音传到耳膜时，耳膜会振动。

光感受器
感知光线的器官。

化石
保存在岩层中的动物或植物的遗体、遗物或遗迹。有些化石有几百万年的历史。

人工智能
利用计算机模拟人类智力活动。

视错觉
一种视觉骗局。当观察物体时，基于经验或不当的参照物形成错误判断和感知。

有机体
具有生命的个体的统称。

真菌
一类真核细胞型微生物，不含叶绿素，无根、茎、叶的分化。蘑菇就是一种真菌。

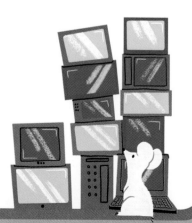

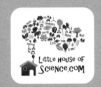

科学之家（Little House of Science）是一家位于伦敦的服务于年轻科学家的教育公司，由韦罗妮卡·科温顿、利利安娜·克拉奇洛娃和伊丽莎白·凯克创立。他们利用亲身实践、基于实验的学习方式来培养年轻人的自然好奇心。他们的使命是让孩子们有能力去探索和发现他们周围的世界。他们每年向成千上万的儿童教授以 STEM 为基础的科目。

蒂姆·肯宁顿与科学之家合作，以孩子们喜欢和可以参与的方式进行教学。

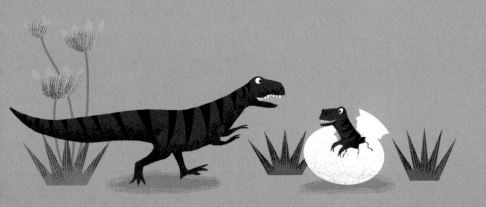

图书在版编目（CIP）数据

我的头脑超厉害：给孩子的大脑使用宝典 /（英）
蒂姆·肯宁顿著；（英）乔西·布洛格斯，（英）丽兹·
凯绘；申利沙译 . -- 北京：中信出版社，2022.9
　　书名原文：This Book is Full of Brains
　　ISBN 978-7-5217-4645-7

　　Ⅰ . ①我… Ⅱ . ①蒂… ②乔… ③丽… ④申… Ⅲ .
①大脑 - 少儿读物 Ⅳ . ① R338.2-49

中国版本图书馆 CIP 数据核字 (2022) 第 147728 号

This Book is Full of Brains
Written by Tim Kennington
Illustrated by Josy Bloggs and Liz Kay
First published in Great Britain in 2021 by Buster Books,
an imprint of Michael O'Mara Books Ltd.
Copyright © 2021 Buster Books
Simplified Chinese translation copyright © 2022 by CITIC Press Corporation
The simplified Chinese translation rights arranged through Rightol Media
(本书中文简体版版权经由锐拓传媒旗下小锐取得 Email:copyright@rightol.com)
ALL RIGHTS RESERVED

本书仅限中国大陆地区发行销售

我的头脑超厉害：给孩子的大脑使用宝典

著　　者：〔英〕蒂姆·肯宁顿
绘　　者：〔英〕乔西·布洛格斯　〔英〕丽兹·凯
译　　者：申利沙
出版发行：中信出版集团股份有限公司
　　　　　（北京市朝阳区惠新东街甲4号富盛大厦2座　邮编　100029）
承 印 者：北京富诚彩色印刷有限公司

开　　本：787mm×1092mm　1/16　　印　张：6　　字　数：150千字
版　　次：2022年9月第1版　　　　　印　次：2022年9月第1次印刷
京权图字：01-2022-2585
书　　号：ISBN 978-7-5217-4645-7
定　　价：49.80元

出　　品：中信儿童书店
图书策划：好奇岛
策划编辑：鲍芳　隋志萍　　责任编辑：袁慧　　营销编辑：中信童书营销中心
封面设计：谢佳静　　　内文排版：杨兴艳　　特约审定：李锦军